Dr. Kurscheid's
GROSSER GESUNDHEITS-CHECK

Start in ein neues Leben

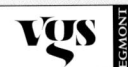

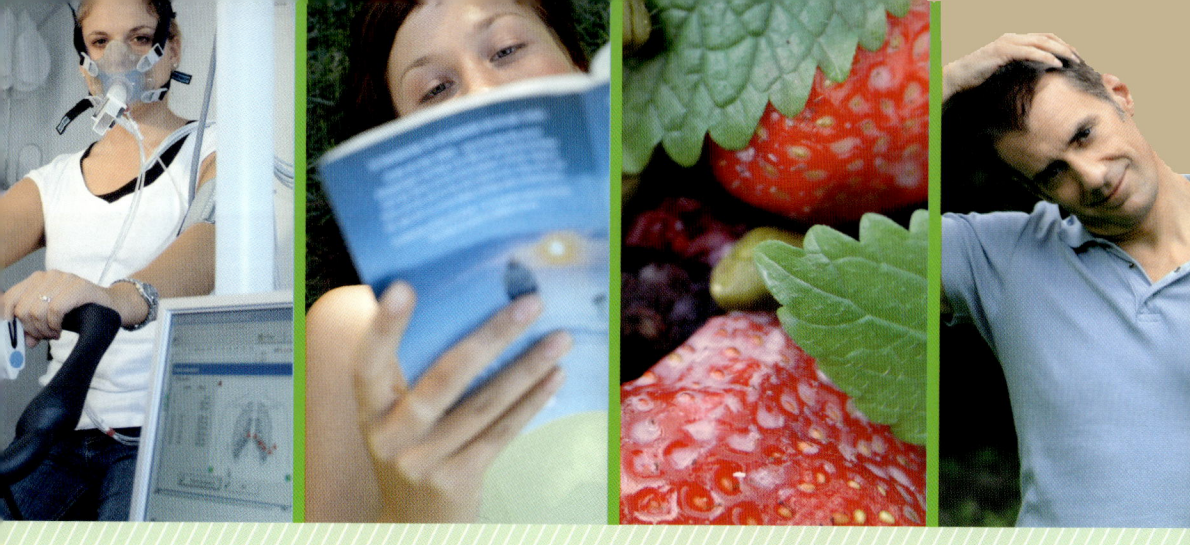

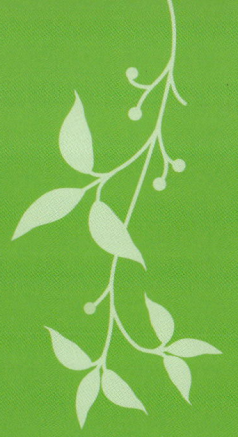

*Wer stark, gesund und jung bleiben
und seine Lebenszeit verlängern will,
der sei mäßig in allem, atme reine
Luft, treibe tägliche Hautpflege und
Körperübung, halte den Kopf kalt,
die Füße warm, und heile ein kleines
Weh eher durch Fasten als durch Arznei.*

Hippokrates (ca. 460–370 v. Chr.)

SIE HABEN 70 PROZENT IHRER GESUNDHEIT SELBST IN DER HAND!

Genetisch gesehen sind wir immer noch Jäger und Sammler. Nehmen wir darauf auch in unserer heutigen Welt Rücksicht, setzen wir in unserem Körper hochwirksame Verjüngungs- und Reparaturprozesse in Gang.

Mehr noch: Unser Verhalten kann eine schlechte Veranlagung sehr gut ausgleichen und sich sogar in unserem Erbgut bleibend niederschlagen. Stressmanagement, Bewegung und die richtige Ernährung sind nicht nur zur *Vorbeugung* vieler Erkrankungen geeignet, sondern hocheffektiv auch zur *Behandlung* von bereits eingetretenen Erkrankungen wie Diabetes und Bluthochdruck, Depression und Übergewicht.

Diese Tatsache ist, wie ich aus den Gesprächen mit meinen Patienten weiß, noch nicht allgemein bekannt. Die meisten vertrauen eher auf die Segnungen der modernen Medizin. Deren Effekte sind aber im Vergleich zu dem, was Sie selbst tun können, gering.

Wollen Sie gesünder, schlanker und länger leben, sollten Sie auch wissen, wo Ihre gesundheitlichen „Baustellen" liegen. Da das Selbstwarnsystem des Körpers und unser Gefühl oft trügen – oder uns zu spät benachrichtigen – sind medizinische Tests sinnvoll. Sie erfahren im Selbsttest, wie alt Sie wirklich sind, und können anschließend prüfen, welche ärztlichen Untersuchungen empfehlenswert sind.

Nach dieser Bestandsaufnahme erläutere ich, wie Zeitmanagement Freiräume für eine bessere Ernährung sowie für ausreichend Bewegung schafft und warum gerade Muskelmasse gesund und schlank hält.

Starten Sie am besten jetzt Ihre persönliche Gesundheitsreform!

Viel Erfolg wünscht Ihnen

Dr. Thomas Kurscheid

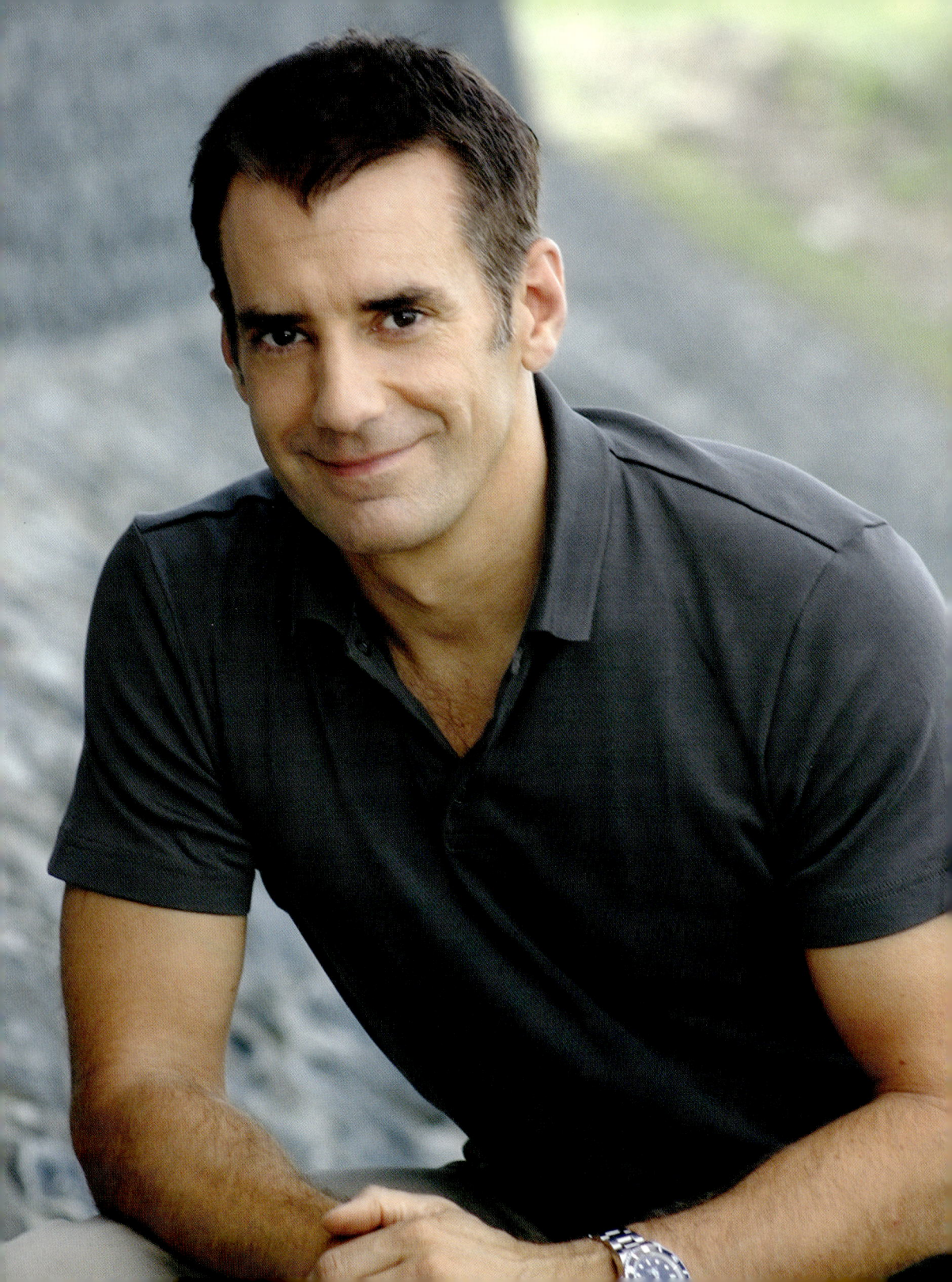

IHRE PERSÖNLICHE GESUNDHEITS-REFORM

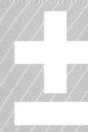

1

Starten Sie Ihre persönliche Gesundheitsreform!
In diesem Kapitel erfahren Sie, wie Sie selbst
für Ihre Gesundheit aktiv werden können.

EIN TYPISCHES PATIENTENGESPRÄCH

Patient: „Herr Doktor, ich bin hier wegen meines Gewichts. Das geht so einfach nicht mehr weiter. Ich bin 175 Zentimeter groß und wiege fast 120 Kilogramm. Das ist doch nicht normal."

Dr.: „Das ist in der Tat nicht normal, Herr Meyer. Haben Sie denn auch irgendwelche Beschwerden? Können Sie noch mehrere Etagen die Treppe hinauflaufen? Oder wird die Luft da knapp?"

Patient: „Treppen steige ich nur ungern. Klar, da bin ich dann schon ganz schön aus der Puste. Ich nehme lieber den Aufzug, wenn einer vorhanden ist."

Dr.: „Und wie sieht es mit Bluthochdruck aus, mit den Cholesterin- und Blutzuckerwerten? Sind die mal gemessen worden?"

Patient: „Ja, und die sind alle erhöht. Aber die stören mich nicht wirklich. Dagegen nehme ich Medikamente. Damit geht es eigentlich ganz prima, ich fühl mich nicht besonders krank. Wenn ich ehrlich bin, stört mich vor allem, wie ich aussehe. Mit so einer Figur ist es einfach schwierig, noch passende Kleidung zu finden. Und ich bin mir ziemlich sicher, dass meine Kolleginnen und Kollegen hinter meinem Rücken schon lange so ihre Witzchen reißen. Neulich noch hab ich zufällig gehört, wie mein Chef zu einem Kollegen sagte, ich sähe mittlerweile aus wie ein schlecht gestopfter Wäschesack. Das tut dann schon weh ... "

Dr.: „Wenn Sie das alles so stört, Herr Meyer, warum nehmen Sie dann nicht einfach ab?"

Patient: „Ach, das hab ich ja schon versucht. Mit verschiedenen Diäten. Das war auch teilweise erfolgreich. Aber eben nur für kurze Zeit. Später hab ich immer wieder zugenommen. Und schließlich war ich danach immer schwerer als vorher. Und genau deshalb sitze ich ja nun hier."

Dr.: „Warum hat es langfristig denn mit der Diät nicht geklappt?"

Patient: „Irgendwann hab ich eben wieder ‚normal' gegessen, also so wie vor der Diät. Was diese Diäten einem so an Ernährungsvorschriften machen, das kann man irgendwann einfach nicht mehr durchhalten. Deswegen trau ich mich auch nicht, mit dem Rauchen aufzuhören, denn dann soll man ja zunehmen."

Dr.: „Essen Sie denn eigentlich regelmäßig?"

Patient: „Na ja, was man so regelmäßig nennt. Also morgens hab ich keine Zeit, muss eben früh raus wegen des Jobs. Da gibt's nur Kaffee und ’ne Zigarette. Mittags schling ich manchmal was aus der Kantine im Schnelldurchgang runter oder ich besorg mir ein Schoko-Hörnchen für zwischendurch. Hab eben häufig sehr viele Termine. Abends kann ich es dann aber kaum noch aushalten. Bevor das richtige Abendessen auf dem Tisch steht, hab ich mir dann meist schon mit irgendwelchen Kleinigkeiten aus dem Kühlschrank den Bauch vollgeschlagen."

Dr.: „Wird bei Ihnen denn richtig gekocht oder gibt's eher was aus der Mikrowelle?"

Patient: „Zum richtigen Kochen bleibt in der Regel nicht viel Zeit, wir essen deshalb auch viele Fertiggerichte. Die Familie will ja schließlich auch zu ihrem Recht kommen."

Dr.: „*Wie viel schauen Sie denn so pro Abend fern?*"

Patient: „*Drei bis vier Stunden. Zur Entspannung.*"

Dr.: „*Essen Sie denn auch vor dem Fernseher zu Abend?*"

Patient: „*Genau. Wenn ich nicht noch mit ein paar Freunden ein Glas trinken geh, um den Stress aus dem Büro zu vergessen. Dann hol ich mir auf dem Weg vorher noch kurz eine Pizza. Die ess ich dann unterwegs.*"

Dr.: „*Sport?*"

Patient: „*Na, wann denn? Ich weiß, ich sollte vielleicht wieder anfangen, wie früher, aber ... nee, ich hab dafür einfach keine Zeit mehr. Außerdem glaube ich, ich kann eh machen, was ich will: Ich hab das wohl von meinen Eltern, die waren auch kräftig gebaut.*"

WAS HERR MEYER ÄNDERN SOLLTE ...

Gespräche dieser Art führe ich in meiner Praxis immer wieder. Und immer wieder bekomme ich in den wenigen Sätzen schon genügend Informationen darüber, was den Betreffenden so übergewichtig, träge und krank werden ließ. Lassen Sie uns daher einmal diese typische Gesprächssituation analysieren und kommentieren.

WIE WICHTIG SIND SIE SICH?

Sehr häufig ist es der Job, der den Tagesablauf vorgibt. An zweiter Stelle stehen in der Regel die Familie und Freunde, die, wie Herr Meyer es ausdrückt, „auch zu ihrem Recht kommen wollen". Wir lassen häufig zu, dass andere unseren Tagesablauf bestimmen. Aber wir verbringen auch vor dem Fernseher oder Computer zu viele Stunden in der Annahme, uns so am besten entspannen zu können. Zweifelsohne sind Job und Familie wichtig. Es kann aber nicht angehen, dass an erster Stelle immer andere stehen, und erst an zweiter Sie. Die entscheidende Frage ist also: Wie wichtig sind *Sie* sich? Wenn Sie sich nicht rechtzeitig auch Zeit für sich und Ihre Gesundheit nehmen, müssen Sie sich später viel Zeit für die Krankheit nehmen und haben dann womöglich wirklich keine Zeit und Energie mehr für Freunde, Familie und Job!

ESSEN OHNE GENUSS

Übergewichtige gelten als Genießer, obwohl sie erstaunlicherweise oft gar kein sinnliches Verhältnis zum Essen haben. Statt zu genießen und das Essen zu einem bewussten und alltäglichen kleinen Fest der Sinne zu machen, schieben sie sich Fertiggerichte in die Mikrowelle. Gegessen wird vor dem Fernseher, häufig allein statt am Familientisch, oder im Gehen zwischendurch.

Kennen Sie das? Sie schauen TV und „plötzlich" greifen die Finger in die leere Chipstüte. Die Tüte Chips, die wir bei einem spannenden Film konsumieren, nehmen wir nicht wirklich wahr. Was wir nicht bewusst tun und erleben, können wir auch nicht bewusst genießen. Konzentrieren Sie sich auf eine Sache und machen Sie diese richtig.

Durch Essen „nebenbei" isst man mehr, als wenn man sich auf das Essen konzentriert. Und oft führt das zu einem regelrechten Teufelskreis. Wer als Übergewichtiger mehr isst, als er eigentlich wollte, bekommt anschließend ein schlechtes Gewissen. Bei vielen setzt dann ein fataler Reflex ein: Zur Gewissensberuhigung – schlechtes Gewissen bedeutet Stress – wird weitergegessen. Und es gesellt sich ein Gefühl dazu, das einem in etwa sagt: „Jetzt ist es ohnehin egal." Stopp!

Ich erzähle meinen Patienten dann folgendes Beispiel: Wenn Sie mit Ihrem Wagen einen Unfall hatten und gegen einen Baum gefahren sind: Steigen Sie dann aus, begucken sich den Schaden und sagen dann: „Jetzt ist es eh egal", setzen zurück und fahren noch mal dagegen?

Die bessere Alternative zum Nebenbei-Essen: Zelebrieren Sie Genuss. Auch wenn nicht immer alles festlich gedeckt und selbst zubereitet sein muss: Setzen Sie sich ganz bewusst hin und konzentrieren Sie sich auf den Geruch und den Geschmack, z. B. indem Sie 15-mal auf jeden Bissen kauen. Und lesen Sie aufmerksam Kapitel 5. Da gibt's mehr rund um das Thema Essen. Genuss ohne Reue. Wir zeigen Ihnen, wie das geht.

RAUCHEN

Rauchen ist extrem gesundheitsschädlich und derzeit weltweit der Killer Nummer 1,

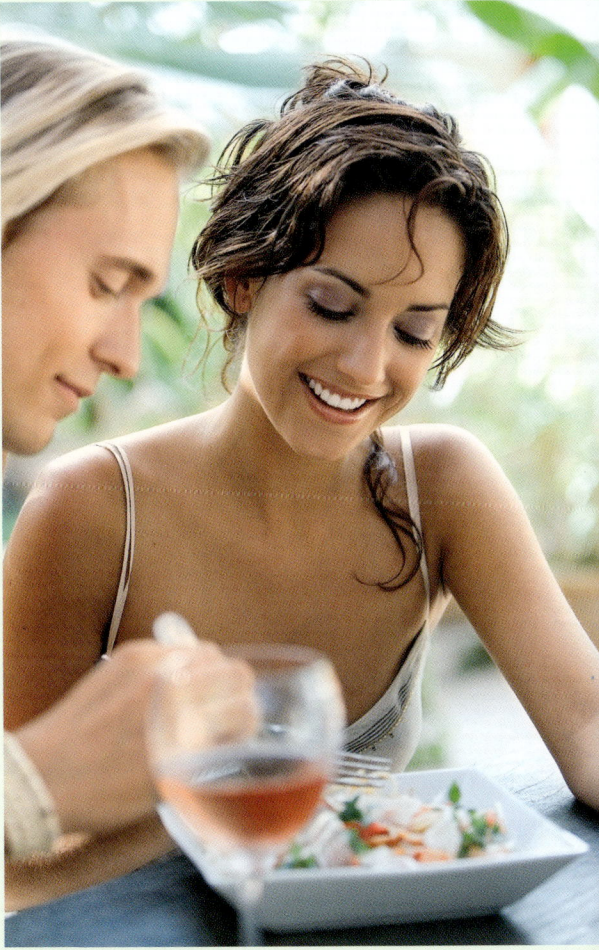

gefährlicher als Übergewicht und Unfälle zusammen. Trotzdem hören viele nicht auf zu rauchen – aus Furcht zuzunehmen. Aber stimmt das denn? Wenn Rauchen schlank machen würde, gäbe es doch keine übergewichtigen Raucher! Wenn man innerhalb eines umfassenden Abnehmprogramms mit Anti-Stress- und Sportprogramm aufhört zu rauchen, kommt es nicht zur Gewichtszunahme. Und selbst, wenn Sie zunehmen: Der gesundheitliche Nutzen ist so immens, dass er selbst eine Zunahme des Gewichts um 10–20 Kilogramm wettmacht! Ein moderat Übergewichtiger, der sich viel bewegt und sich vernünftig ernährt, lebt gesünder als jeder normalgewichtige, qualmende Stubenhocker. Weltweit ist der Genuss von Tabak für fünf Millionen Tote pro Jahr verantwortlich. Rauchen ist die größte Einzelursache für Erkrankungen und vorzeitige Todesfälle in Europa. Allein in Deutschland sterben täglich mehr als 300 Menschen an Krankheiten, die auf den Tabakkonsum zurückzuführen sind. Auch altern Raucher generell schneller als Nicht-Raucher und verkürzen ihre Lebenserwartung um durchschnittlich sieben bis acht Jahre. Sind das nicht alles gute Gründe, endlich mit dem Rauchen aufzuhören?

FEHLENDE KENNTNISSE ÜBER DEN ENERGIEBEDARF

Viele Übergewichtige besitzen häufig nicht die notwendigen Kenntnisse über den wichtigsten Treibstoff ihres Lebens: die Nahrungsmittel. Sie wissen viel zu wenig über ihren tatsächlichen Bedarf an Nahrung, an Nährstoffen und an täglicher Energiezufuhr. So zeigte die Nationale Verzehrsstudie 2008 *(siehe Seite 58)*, dass nur acht Prozent der Deutschen ihren Energiebedarf richtig einschätzen können. 53 Prozent konnten ihn gar nicht einschätzen.

Besonders Männer, die sehr häufig ein eher „maschinelles" Verständnis vom menschlichen Körper haben, handeln nach der Devise, man müsse nur irgendeinen Treibstoff in die „Maschine" Mensch einfüllen – dann würde sie schon laufen. So, wie man mit dem PKW zur Tankstelle fährt und Benzin und Öl nachfüllt, so reicht es in ihren Augen aus, zum nächsten Fastfood-Restaurant zu fahren, um seinen Hunger und Durst zu stillen. Was sie der hochkomplexen „Maschine" Mensch damit antun, wissen sie in der Regel nicht. Unterschätzt werden aber nicht nur die nachteiligen Wirkungen von schlechter Ernährung, sondern auch die positiven Wirkungen von regelmäßiger Bewegung. Jeder hat zwar schon einmal gehört, dass er sich regelmäßig bewegen soll, aber kaum jemand weiß um die wirklich sensationelle Bedeutung der Bewegung für unseren Körper, die die Wissenschaft gerade entschlüsselt. Ihre Auswirkungen auf unsere Gesundheit und unser Wohlbefinden weisen weit über ihre Funktion bei der Gewichtsabnahme hinaus. Ob bei Depressionen, zur Krebsvorbeugung oder zur Vorbeugung von Herz-Kreislauf-Erkrankungen: Die Bewegung ist *der* Jungbrunnen für uns! Lesen Sie in Kapitel 6 *(Seite 115ff)*, warum Bewegung so entscheidend ist und stärken Sie durch dieses Wissen Ihre Motivation.

ESSEN ALS STRESSABBAU

Der Mensch braucht immer ein Ventil, um Spannungen abzubauen. Wie bei Herrn Meyer sind das oftmals Alkohol (der berühmte „Absacker" nach der Arbeit), Rauchen, Fernsehgucken und „Stressessen", mit dem man Spannungen zu kompensieren versucht. Die Kunst besteht nun darin, ein anderes Ventil zu suchen, das den Körper nicht schädigt, wie

z. B. Entspannungsübungen *(Kapitel 4)* oder Sport. Das jedoch muss mit Disziplin erst trainiert werden, bis es schließlich zu einer lieb gewonnenen Angewohnheit werden kann.

WAS HÄNSCHEN NICHT LERNT …

… lernt Hans nimmermehr? Zum Glück ist das nicht zwangsläufig so, aber es wird auf jeden Fall mit der Zeit immer schwieriger, etwas zu lernen. Also sollte bereits in der Schule und vor allem im Elternhaus Wert auf Bewegung und gesunde Ernährung gelegt werden. Eltern aufgepasst! Sie haben eine Vorbildfunktion, Ihre Kinder ahmen vor allem Sie nach! Sorgen Sie dafür, dass Bewegung und gute Ernährung für Ihre Kinder selbstverständlich sind. Und für die Schulen gilt: Schulsport und gute Ernähung müssen täglicher Standard sein. Erstens, weil sich dadurch die Leistungen der Schüler verbessern und aggressives Verhalten reduziert wird. Und zweitens, weil so das Fundament für ein gesundes Leben gelegt wird.

DIE KLEINEN SELBST-BETRÜGEREIEN

Anfangs merkt man ohne Arztbesuch nicht unbedingt, dass der Blutdruck oder der Blutzucker steigt. Werden diese Erkrankungen beim Arzt entdeckt und mit Medikamenten behandelt, wiegt das den Patienten wieder in Sicherheit, wie Herrn Meyer. Oft kann gerade dies die Behandlung der eigentlichen Ursache, nämlich eine Veränderung des Lebensstils, verzögern.

ZUM GLÜCK DICK!

Übergewicht sieht jeder, und darunter leiden verhältnismäßig viele. Es ist vor allem das Leiden am eigenen Aussehen, das die meisten Übergewichtigen motiviert, ihre Lebensbedingungen und ihr Verhalten zu ändern.

So gesehen hat das Übergewicht etwas Gutes. Denn ohne dieses sichtbare Symptom würden viele Menschen gar nichts ändern wollen und auch nicht merken, dass in ihrem Körper schon lange etwas völlig schief läuft!

Auch der Begriff „Wohlfühlgewicht" wiegt uns in Sicherheit, kann aber gefährlich in die Irre führen. Eben diese Eigenschaft des Körpers, sich auf fast alles einzustellen, sich an alles zu gewöhnen und sich mit vielem „wohlzufühlen", trägt mit dazu bei, dass viele Warnsignale übersehen werden, vor allem wenn sie sich langsam entwickeln. Der Vorteil: Die Einschränkungen des Alterns werden so erträglich.

Diese Eigenschaft der Kompensation wird uns aber heute immer mehr zum Verhängnis: Nicht nur, dass wir den Bluthochdruck oder -zucker und eine dadurch zunehmende Gefäßverkalkung nicht mehr wahrnehmen. Wir blenden aus, dass wir immer mehr schnaufen, wenn wir wandern oder Treppen steigen. Erst wenn der Körper unter all

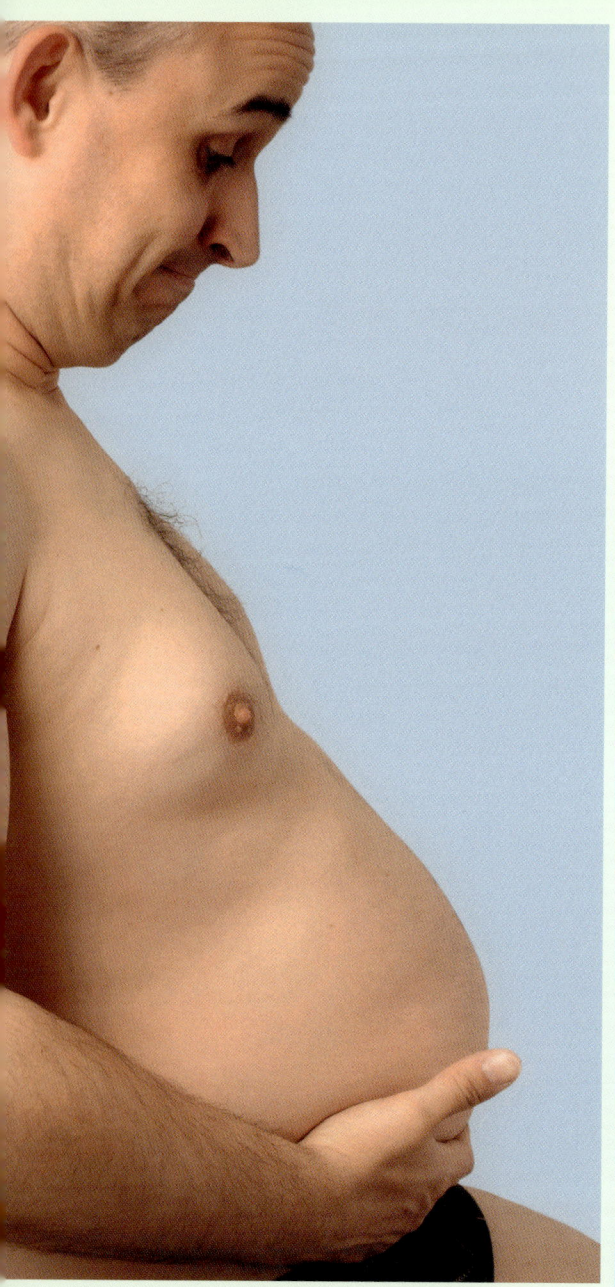

diesen Belastungen zu kollabieren beginnt, merken wir, dass unser Wohlgefühl trügerisch war.

Warten Sie nicht, bis die Knie kaputt oder der Herzinfarkt eingetreten sind. Sorgen Sie vor! Auch wenn Sie sich wohlfühlen: Lassen Sie sich spätestens ab dem 35. Lebensjahr regelmäßig vom Arzt untersuchen und machen Sie einen Gesundheitscheck! Und wenn Sie dann wissen, woran Sie sind, heißt es, die Ursachen für eventuelle Leiden in Angriff zu nehmen! *(Kapitel 2).*

HERZINFARKTRISIKO SENKEN MIT NUR FÜNF EINFACHEN VERHALTENSÄNDERUNGEN

Stellen Sie sich vor, es gäbe eine Tablette, die Ihr Infarktrisiko um 62 Prozent senken könnte. Die Pille wäre vermutlich ein Renner – gleichgültig, wie viel sie kostete. Leider gibt es eine solche Pille nicht. Aber es gibt etwas, das noch besser wirkt und zudem preiswerter ist: fünf einfache Verhaltensänderungen!

Im Verlauf einer großen Studie ist bei über 42.000 Männern überprüft worden, wie sich Nichtrauchen, Normalgewicht (Body-Mass-Index = BMI unter 25), körperliche Aktivität von mindestens 30 Minuten pro Tag, mäßiger Alkoholgenuss von max. 30 Gramm täglich und eine gesunde Ernährung auf das Herzinfarktrisiko auswirken. Über 16 Jahre wurden die Daten der Männer, die zwischen 40 und 75 Jahren Jahre alt waren, gesammelt und ausgewertet.

In der Gruppe der Männer, denen es gelang, alle günstigen Verhaltensregeln durchzuhalten, kamen 62 Prozent weniger Herzinfarkte vor als bei den Männern, die keine einzige beherzigten. Doch in der Studie war es wie im richtigen Leben: Alle fünf Regeln für ein gesundes Leben einzuhalten, gelang nur vier Prozent der Männer.

Doch wer nur eine der gesunden Verhaltensänderungen beherzigte, konnte sein Infarktrisiko immerhin noch um 21 Prozent senken, bei zwei Verhaltensänderungen wurde das Risiko bereits um 26 Prozent gesenkt. Wie hoch Ihr Herzinfaktrisiko in den nächsten zehn Jahren ist, können Sie auf meiner Homepage errechnen.

FEHLENDE INNERE ANTRIEBSKRÄFTE

Die entscheidende treibende Kraft, um ein Ziel zu erreichen, ist die Motivation. Darunter verstehe ich bei gesundheitlichen Zielen die Bereitschaft, ein bestimmtes gesundheitsförderndes Verhalten an den Tag zu legen. Der Ansporn, etwas zu ändern, kann, wie bei unserem Herrn Meyer, lange Zeit zu gering sein.

Die Motivation speist sich bei jedem von uns aus einer anderen Quelle *(siehe Kasten)*. Mit zunehmendem Leidensdruck, aber auch zunehmendem Wissen sammeln wir innerlich die Argumente für eine Veränderung. Bis es irgendwann „Klick" macht und wir bereit dafür sind. Bereit, besser zu leben – gesünder, schlanker, länger!

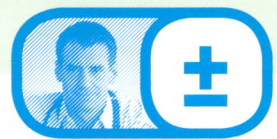

DR. KURSCHEID RÄT:

Unser innerer Antrieb speist sich aus verschiedenen Motiven, zum Beispiel Macht, Unabhängigkeit, Anerkennung, Ehre, Familie, Status, Wettkampf, Eros, Essen, körperliche Aktivität und weiteren. Ist z. B. das Motiv Wettkampf stark ausgeprägt, kann man es für ein gesundheitliches Ziel wie im folgenden Beispiel nutzen. Kehren wir zu unserem Beispiel zurück: In der Familie Meyer sind der Vater (140 Kilogramm), die Mutter und beide Töchter übergewichtig. Bisher haben sie es nicht geschafft, abzunehmen und das Rauchen einzustellen. Beim Coaching finden wir heraus, dass Ehrgeiz, Wettbewerb und Familiensinn wichtige Motive für alle sind. Wir nutzen dies, indem wir einen Wettbewerb eröffnen: Wer täglich auf dem Hometrainer fährt, kann Punkte sammeln, je nachdem, wie lange die gefahrene Strecke ist. Der entstehende Wettkampf führt (neben einer Ernährungsberatung) dazu, dass die Pfunde purzeln und der Vater so weit abgenommen hat, dass er mit der Familie wieder gemeinsame Radtouren unternehmen kann.

GUTE ARGUMENTE, GESÜNDER ZU LEBEN

Finden Sie also heraus, welche Motive Sie am ehesten in Bewegung setzen. Gleichzeitig sollten Sie mögliche Gründe für eine Verhaltensänderung sammeln: Wichtige Argumente kann der große Gesundheitscheck liefern. Er hält Ihnen den objektiven Spiegel vor. Er zeigt Ihnen nicht, wie Sie sich sehen möchten, sondern wie die Medizin Ihre Gesundheit einschätzt. Aus den Baustellen, die Sie dann entdecken, kann eine große Motivation erwachsen, nicht so weiterzumachen wie bisher, sondern etwas zu ändern. Im Kapitel 2 beginnen wir damit.

SELBSTDISZIPLIN IST DIE TOCHTER DER MOTIVATION

Doch was nutzt Ihnen alles Wissen, wenn Sie es im Alltag nicht umsetzten? Leider ist die Disziplin, vor allem die Selbstdisziplin, für viele ein leidiges Thema.

Jedem von uns steht pro Tag die gleiche Zeit von 24 Stunden zur Verfügung. Die Frage ist, was wir damit anstellen. Menschen, die angeblich keine Zeit für Bewegung und gute Ernährung haben, finden oftmals problemlos Zeit, drei bis vier Stunden pro Tag fernzusehen. Gerne wird als Begründung das Ausruhen genannt.

Doch wovon ruhen wir uns da eigentlich aus? Noch vor wenigen Jahrzehnten arbeiteten viele Menschen mindestens zehn Stunden pro Tag körperlich sehr hart und verbrannten dabei jede Menge Kalorien. Mittlerweile haben wir jedoch den Wandel von der Industrie- zur Dienstleistungsgesellschaft vollzogen, nur sehr wenige Menschen müssen heute noch körperlich schwer arbeiten. Genetisch sind wir jedoch über unsere Erbanlagen auf zweierlei programmiert: auf Bewegung einerseits (wir tragen nach

wie vor die Gene des Savannenjägers in uns, der kilometerlang laufen musste auf der Suche nach Nahrung) und auf Entspannung und Ausruhen andererseits. Ausruhen war zu Urzeiten wichtig, weil es ja durchaus sein konnte, dass man am nächsten Tag wieder auf die Jagd musste. Leider fällt diese heutzutage regelmäßig aus; aber wir ruhen uns trotzdem aus. Körperlich müde sind wir heute, weil wir körperlich nicht ausgelastet sind, müde bestenfalls von geistiger Arbeit! Wissenschaftliche Studien zeigen: Je weniger wir tun, desto schneller sind wir müde. Andererseits: Je mehr Ausdauer- und Krafttraining Sie betreiben, desto *leistungsfähiger* werden Sie, auch in geistiger Hinsicht. Hat früher der Säbelzahntiger die Menschen in Bewegung gehalten, so müssen Sie sich leider heute selbst dazu anhalten. Dazu bedarf es großer Selbstdisziplin. Die lohnt nicht nur im Job, sondern auch, um gesund zu bleiben.

AUS DISZIPLIN WIRD SPASS

Wenn Sie sich erst einmal auf eine Verhaltensänderung einlassen und sie konsequent fortführen, haben Sie die Chance, daraus eine gute Gewohnheit zu machen. Die gute Gewohnheit erfährt dann irgendwann eine emotionale Umbewertung. Sie werden es nicht mehr anstrengend finden, sondern angenehm, sich regelmäßig zu bewegen. Sie werden automatisch mehr von den Dingen essen, von denen Sie eigentlich heute schon wissen, dass sie besser für Sie sind, und diese Dinge werden Ihnen auch schmecken. Je eher Sie damit anfangen, desto leichter fällt es. Also: Wie wär's mit heute?

DEN GENEN OHNMÄCHTIG AUSGELIEFERT? PROGRAMMIEREN SIE SIE UM!

Viele Patienten – wie unser Herr Meyer – verweisen im Verlauf der ersten Bestandsaufnahme gerne darauf, dass sie vermutlich genetisch vorbelastet sind, weil auch die Eltern bereits übergewichtig waren. Sie befürchten, dass jeder Versuch abzunehmen zum Scheitern verurteilt ist, weil man gegen die Macht der Gene schließlich nicht ankommen kann.

Aber gerade umgekehrt „wird ein Schuh draus": Gerade wenn ich „schlechte" Gene mitbekommen habe, muss ich mir mit meiner Lebensführung besondere Mühe geben. Tue ich das nicht, setzen sich die Anlagen durch und können sich voll entfalten. Wir können durch unser Verhalten beeinflussen, wie unsere Erbanlagen „durchschlagen". Hatten die Eltern eine Venenschwäche, die sie an mich vererbt haben, so kann ich dies verstärken, indem ich inaktiv und übergewichtig bin, oder abschwächen, ja neutralisieren, indem ich schlank und fit bleibe. Heute wissen wir, dass wir nicht nur von unseren Genen beeinflusst werden, sondern dass wir umgekehrt durch unser Verhalten auch unsere Gene beeinflussen können!

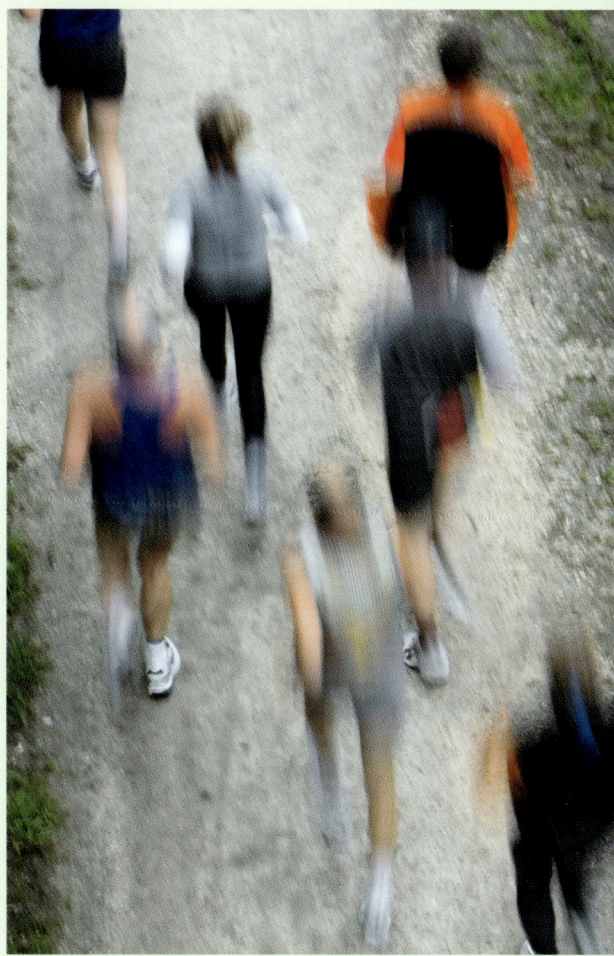

EPIGENETIK ODER: KEINE DIKTATUR DER GENE!

Viele gehen davon aus, dass es sich bei der uns in die Wiege gelegten Veranlagung um ein unabwendbares Schicksal handelt, um das Drehbuch unseres Lebens, in dem Verlauf und Ende bereits festgeschrieben ist. Doch heute wissen wir: Sie können mitschreiben!

Wir selbst bestimmen zum maßgeblichen Teil durch unser Verhalten, ob unser Leben gesund und lange verläuft oder eingeschränkt vorzeitig endet. Es wird immer klarer, dass wir vor allem durch unsere Ernährung und unser Bewegungsverhalten, aber auch dadurch, wie wir mit Stress (Rauchen!) und Entspannung

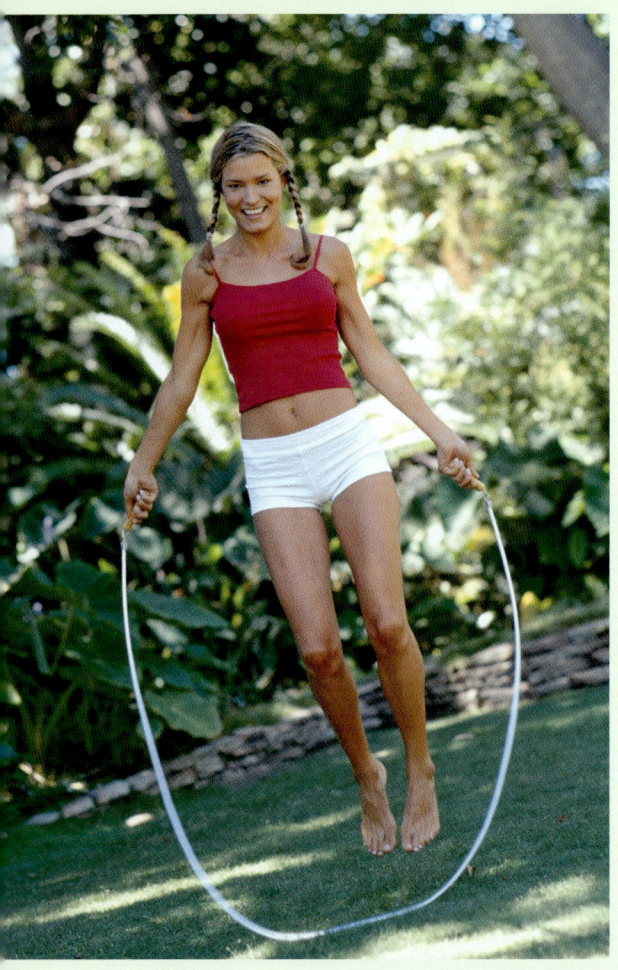

Dagegen können die Einwohner der Stadt nichts ausrichten. Aber ob ein Erdbeben seine vernichtende Kraft entwickeln kann, dagegen können sie sehr wohl etwas unternehmen: Sie können ihr Verhalten darauf einstellen und ihre Häuser erdbebensicher bauen.

Wie zum Beispiel fettarmes Essen und Sport Krebsgene abschalten und schützende Gene aktivieren, konnte Prof. Ornish (University of California) mit einer Patientengruppe zeigen, die Prostatakrebs im Frühstadium hatte. Statt einer Operation oder Bestrahlung stellte er die Patienten auf eine streng fettarme, pflanzliche Ernährung um und verordnete drei Stunden Sport pro Woche sowie eine psychosoziale Therapie. Drei Monate lang überwachten die Ärzte, ob die Empfehlungen eingehalten wurden und wie sich der Tumor entwickelte. Die Wissenschaftler konnten zeigen, dass 48 Gene im Prostatagewebe stärker und 453 Gene schwächer aktiv waren als zuvor, vor allem jene, die bei Brust- und Darmkrebs eine Rolle spielen.

Es gibt also keine Diktatur der Gene, sondern es ist eher wie in einer Demokratie: Sie können mitreden und vor allem mitmachen!

BEWEGUNG UND ERNÄHRUNG: AN DIESEN SCHRAUBEN MUSS MAN DREHEN – ABER RICHTIG!

Der Grund für „Hüftgold" und „Bauchröllchen" (oder auch mehr) ist sehr schnell auf den Punkt gebracht: Wir bewegen uns zu wenig, und wir essen zu viel von den falschen Dingen.

umgehen, direkt auf unsere Gene einwirken und diese an- und abschalten können. Genau damit beschäftigt sich der relativ junge Forschungszweig der Epigenetik.

Vergleichen Sie es mit den geografischen Bedingungen einer Stadt. Diese sind, wie die genetische Ausstattung Ihres Körpers, nicht zu ändern. San Francisco beispielsweise steht in einer sehr erdbebenträchtigen Region.

AUF DIE RICHTIGE GEWICHTUNG KOMMT ES AN!

Während man bisher vor allem die Ernährung als Schlüssel für eine Gewichtreduzierung ansah, weiß man heute: Weit wichtiger als die Ernährung ist sowohl nach meinen Erfahrungen als auch den neueren Erkenntnissen der Wissenschaft ausreichend Bewegung. Wer sein Gewicht reduzieren und kontrollieren möchte und insgesamt gesünder leben will, sollte ca. 80 Prozent seiner Verhaltensumstellungen in Bewegung investieren und 20 Prozent in eine Ernährungsumstellung. Der Bewegungsmangel ist der Quell allen Übels, was wiederum mit unserem genetischen Erbe zu tun hat. Durch ihn geraten alle Stoffwechselvorgänge im Körper durcheinander und zudem werden auch all die Kalorien, die wir uns im Überfluss zuführen, nicht verbrannt – die landen dann auf den Hüften! Und sie richten in Form von erhöhten Zucker- und Cholesterinwerten an allen Blutgefäßen Schaden an.

Hat das Übergewicht erst einmal einen Grenzwert überschritten, bewegen wir uns noch weniger, weil es ja anstrengend ist und vielleicht die Knie schmerzen: Ein Teufelskreis beginnt. Bewegung ist also ein entscheidender Schlüssel für die Behandlung von Übergewicht mit all seinen Folgeerkrankungen. Aber auch im Bereich Bewegung kommt es auf die richtige Gewichtung an, denn nicht allein Ausdauersport ist der Schlüssel zum Erfolg, wie es immer wieder gerne empfohlen wird. Mindestens genauso wichtig ist auch Krafttraining, also der Aufbau von mehr Muskelmasse, denn Muskeln sind die Fettverbrennungsmaschinen des Körpers. Doch keine Angst: Niemand muss deswegen zum Bodybuilder mutieren, der im Fitnessstudio fortan Tonnen von Gewicht bewegt. Es gibt eine ganze Reihe sehr einfacher Übungen *(siehe Seite 135f)*, die effektiv sind und die jeder bewältigen kann – auch zu Hause.

DAS GROSSE DIÄTEN-CHAOS

Die statistische Zunahme des Phänomens Übergewicht in unseren Breitengraden geht mit einer auf den ersten Blick seltsam anmutenden Flut von Diät-Empfehlungen der unterschiedlichsten Couleur einher. Bei näherem Hinschauen wird schnell klar, warum es Jahr für Jahr, Frühling für Frühling immer neue „Superdiäten" gibt. Der Grund ist simpel: Diäten sind durch die Bank weg zum Scheitern verurteilt. Sie funktionieren einfach nicht. Das ist – neben dem Umstand, dass man mit der Hoffnung der Konsumenten auf ihre „Traumfigur" eine Menge Geld verdienen kann – auch ein Grund dafür, dass immer neue Diäten angepriesen werden. Immer gemäß dem Motto: Die Hoffnung stirbt zuletzt. Wenn die letzte nicht gewirkt hat, klappt es ja vielleicht mit einer neuen. Manch einer meiner Patienten kann von einer abenteuerlichen Diäten-Odyssee berichten. Alles ohne dauerhaften Erfolg. Das Ende vom Lied: Der Diäten-Konsument weiß irgendwann nicht mehr, wem er denn nun eigentlich überhaupt noch glauben kann. Das Diäten-Chaos ist perfekt.

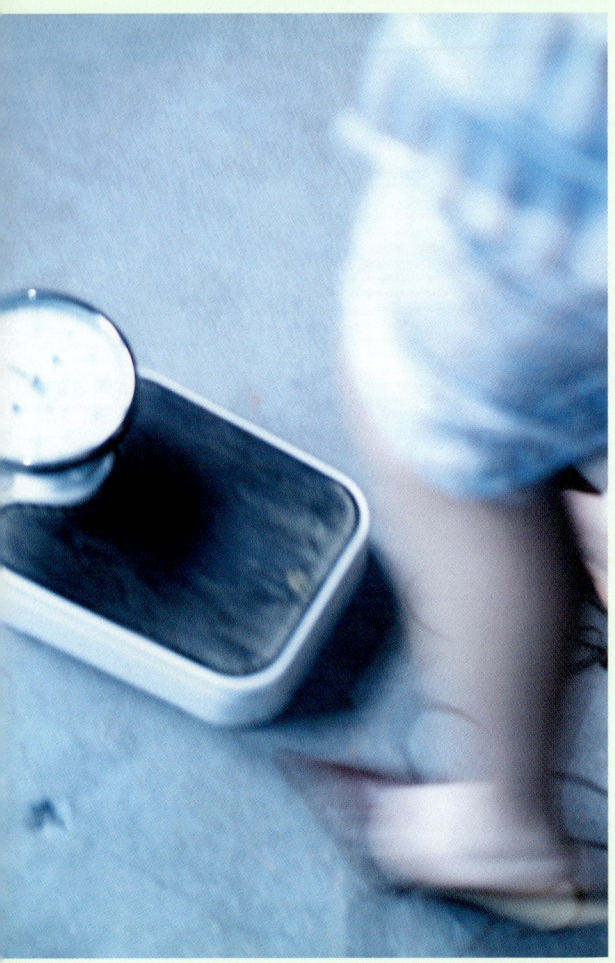

pers wie Mineralien, sekundäre Pflanzenstoffe, Vitamine und Eiweiß. Verzicht jedoch bedeutet oft Mangel. Um diesem Mangel vorzubeugen, lagert der Körper in guten Zeiten Energie in Form von Fett in körpereigenen Depots an. Für schlechte Zeiten. Denn das hat der Mensch im Laufe der Evolution über Jahrmillionen gelernt: Es gibt Zeiten des Überflusses (gute Jagdsaison) und Zeiten des Mangels. Und um letztere zu überstehen, ist der Mensch genetisch auf Vorsorge programmiert. Dieser uralte Schutzmechanismus *(siehe Seite 89ff)* erfolgt umso schneller und effektiver, je schneller und öfter sich Mangelsituationen mit Zeiten des Überflusses abwechseln. Mit anderen Worten: Je öfter man im Anschluss an eine Diät wieder „normal" isst, desto stärker reagiert der Körper mit dem Anlegen von Reserven, also Fettdepots.

Kombiniert der Betreffende seine Diät auch noch mit Inaktivität, verliert der Körper nicht alleine Fett, sondern auch Muskelmasse: pro zehn Kilogramm Gewichtsreduktion ca. drei Kilogramm. Mit dem Verlust dieser Muskelmasse geht natürlich auch der Bedarf an tatsächlich benötigter Energie zurück, etwa um 200 Kilokalorien (kcal) pro Tag. In der Regel führt man aber im Anschluss an eine Diät wieder so viel Energie zu, als hätte man den gleichen Energiebedarf wie vorher.

Quintessenz: Sie gehen aus jeder Diät übergewichtiger hervor, als Sie hineingegangen sind. Jo-Jo bringt Zinsen!

JO-JO, IHR ALTER BEKANNTER

Ob Fastenkur oder „FdH", Atkins- oder Glyx-, Zone- oder Ornish-Diät – wie auch immer sie alle heißen mögen: Nahezu alle Diäten basieren auf Verzicht: Auf dem Verzicht auf Kalorien in Form von Fett oder Kohlehydraten und auf dem Verzicht auf wichtige Baustoffe des Kör-

IHR GESUNDHEITS-TÜV: TESTEN SIE, WIE ALT UND WIE GESUND SIE WIRKLICH SIND

✓

2

Diese Fragen sollen Sie in den folgenden Kapiteln leiten:

- ┄┄> IST-ANALYSE: *Wo stehe ich?*
- ┄┄> FESTLEGEN: *Wie viel Gesundheit ist mein Ziel?*
- ┄┄> PLANEN: *Mit welchen Maßnahmen (Sport/Bewegung) komme ich dorthin?*
- ┄┄> *MOTIVATION SUCHEN: Was kann mich dabei unterstützen?*
- ┄┄> *UMSETZEN!*

Wie erfahren Sie, ob Ihr Wagen noch genug Motoröl hat? Entweder Sie schauen auf die Wartungsanzeige oder Sie kontrollieren es mit dem Ölstab. Ohne Check werden Sie vielleicht erst, wenn Ihr Wagen liegen bleibt, merken, dass etwas nicht stimmt.

Beim Menschen verhält es sich mitunter ähnlich. Oft läuft alles gut, vor allem, wenn wir die „Maschine Mensch" nicht überdrehen *(siehe Kapitel 4, Stress)*, über gute Nahrung für genügend Ersatzteile sorgen *(siehe Kapitel 5, Ernährung)*, regelmäßig die Ventile freiblasen *(siehe Kapitel 6, Sport)* und das Ladegewicht nicht überschreiten *(Kapitel 3, Metabolisches Syndrom)*. Aber oftmals läuft es leider auch nicht so gut, weil wir uns nicht um die Bedienungsanleitung scheren. Auch haben wir häufig ein Problem mit unserer Wartungsanzeige. Entweder sie leuchtet nicht oder sie wird nicht beachtet. Wie anders ist es zu verstehen, dass es oft so lange dauert, bis wir merken, dass gesundheitlich etwas nicht stimmt?

EIN BEISPIEL

Ich habe einen Patienten, der bei 178 Zentimeter Körpergrösse 170 Kilogramm wiegt. Er kann sich die Schuhe nicht mehr zubinden, kann nicht mehr ohne Pausen in den 2. Stock laufen und hat seine untere Körperhälfte schon seit Jahren nicht mehr gesehen. Seltsamerweise erzählt er mir trotzdem, dass er sich eigentlich noch ganz wohl fühlt.

Der Mensch ist ein sehr anpassungsfähiges Wesen – so anpassungsfähig, dass er bis jetzt überlebt hat. Der moderne Lebensstil, geprägt durch eine meist sitzende Tätigkeit und jederzeit verfügbare Nahrung im Überfluss – sowie deren gesundheitliche Folgen (z. B. ein erhöhter Cholesterin- oder Blutzuckerspiegel) – kamen für uns Menschen aber im Verhältnis zur Menschheitsgeschichte insgesamt so plötzlich und schnell, dass sich Warnsysteme noch nicht bilden konnten. Und wenn das rote Lämpchen doch mal aufleuchtet, wird es von unserem Gehirn ausgeblendet, das sich seinerseits wesentlich schneller anpasst. Aber auch andere Mechanismen führen dazu, dass blinkende Wartungsanzeigen nicht gesehen werden wollen. Viele merken schon, dass sich ihr Gesundheitszustand infolge von Krankheiten verschlechtert oder wissen, dass sie zur Krebsvorsorge gehen sollten. Hier sind jedoch auch häufig Ängste im Spiel, die uns solche Termine verdrängen lassen: Nur 16 Prozent der Männer und 48 Prozent der Frauen nehmen Krebsfrüherkennungsuntersuchungen in Anspruch.

Ein uraltes Warnsignal, dass etwas mit uns nicht stimmt, war und ist der Schmerz. Das Signal kommt immer an, offensichtlich, weil Gefahr für Leib und Leben drohen könnte.

Das Problem dabei: Bis die Knie oder der Rücken wegen Übergewicht schmerzen, sind im Körper schon viele andere Reaktionen unbemerkt abgelaufen und haben Schaden angerichtet.

Fassen wir zusammen: Oft sind wir nicht in der Lage, unseren Gesundheitszustand selbst richtig zu beurteilen. Hier verhelfen die folgenden Tests zu einer ersten Einschätzung. Die beste und objektivste Überprüfung des Gesundheitszustands erfolgt aber durch einen Großen Gesundheitscheck bei Ihrem Arzt.

Durch den nun folgenden Test ziehen Sie gesundheitlich Bilanz. Haben der Stress im Job oder in der Familie, das viele Essen mit den Geschäftspartnern oder die fehlende Bewegung Spuren hinterlassen? Sind Sie möglicherweise vorzeitig gealtert? Wenn ja: Was ist zu tun? Wie muss Ihre persönliche Gesundheitsreform aussehen? Welche Maßnahmen sind die richtigen?

Aus meiner Erfahrung sind die Ergebnisse dieses Tests zudem in der Lage, Ihnen einen zusätzlichen Motivationsschub zu geben *(siehe auch Kapitel 1)*, wenn es darum geht, Ihre ganz persönliche Gesundheitsvorsorge endlich in die Tat umzusetzen. Das lässt den Weg zu mehr Gesundheit sehr viel leichtfüßiger gehen.

Deshalb lade ich Sie an dieser Stelle ein, die folgenden Checks durchzuführen:

┄┄⟫ CHECK 1 ist ein Selbsttest. Er fragt fünf unterschiedliche Bereiche Ihrer Gesundheit ab. Dabei können Sie sehen, in welchem Bereich Sie bereits alles richtig machen, aber auch ablesen, wo noch Handlungsbedarf besteht.

┄┄⟫ CHECK 2 ist ebenfalls ein Selbsttest. Er fragt in vier Bereichen Ihr Verhalten und Ihre Gesundheit ab. Die Ergebnisse werden verwendet, um Ihr wahres biologisches Alter einzuschätzen.

┄┄⟫ CHECK 3 ist der Große Gesundheitscheck beim Arzt. Hier gebe ich Ihnen Empfehlungen, welche Untersuchungen heute sinnvoll sind, und was die Ergebnisse für Sie bedeuten können.

Hinweis: *Eine ehrliche Bestandsaufnahme fängt natürlich mit einer ehrlichen Beantwortung der Fragen an.*

CHECK 1
GESUNDHEIT IN BALANCE? – EIN TEST

Die Wahrscheinlichkeit, gesund zu bleiben, steigt, wenn die Balance aller die Gesundheit betreffenden Lebensumstände stimmt: eine Balance zwischen Stress- und Ruhephasen, zwischen Freizeit, Familie und Beruf, zwischen sportlicher Betätigung und Regenerationsphasen sowie eine ausgewogene Ernährung, die den Treib- und Reparaturstoff für all diese Aktivitäten liefert. Wie wichtig diese Balance ist, machen zwei Zahlen deutlich: Durchschnittlich wird die menschliche Gesundheit zu 70 Prozent vom Lebensstil bestimmt, „nur" 30 Prozent der individuellen gesundheitlichen Entwicklung sind in den Genen verankert oder dem Altern geschuldet.

Ich erlebe es in meiner Praxis täglich: Beim überwiegenden Teil meiner Patienten ist eben dieses harmonische Verhältnis ins Ungleichgewicht geraten – beim einen mehr, beim anderen weniger. Ob wir gesund sind, bleiben oder es wieder werden wollen, hängt also ganz entscheidend von der Erhaltung oder Wiederherstellung dieser Balance ab.

SO FUNKTIONIERT ES

Wie pfleglich Sie mit Ihrem Körper bisher umgegangen sind, wie viel Sie über die wirklichen Bedürfnisse Ihres Körpers tatsächlich wissen, und ob Sie diesen Bedürfnissen mit Ihrer Lebenshaltung entgegenkommen oder auch nicht, darüber wird Ihnen der folgende Check Aufschluss geben. Er wurde von Prof. Dr. Ingo Froböse entwickelt, der seit 2002 das Zentrum für Gesundheit an der Deutschen Sporthochschule in Köln leitet. Der ehemalige Leichtathlet und Bob-Fahrer ist seit vielen Jahren ein gesuchter Sachverständiger für die Themenbereiche Prävention und Rehabilitation, der sowohl die entsprechenden Gremien des Bundestages als auch diverse Krankenkassen berät.

Beantworten Sie zu den fünf Lebensbereichen „Schlaf/Erholung", „Ernährung", „Vorsorge", „Fitness" sowie „Lebensstil/Gesundheit" jeweils den kleinen Fragenkatalog. Im Anschluss an jede Einheit können Sie über den erreichten Punktestand ermitteln, wie Sie in diesem Bereich abgeschnitten haben. Abschließend können Sie nach Zusammenzählen aller Punkte aus den fünf Fragekatalogen noch eine Gesamtauswertung Ihres Kenntnisstands vornehmen.
Viel Spaß dabei!

Bitte pro Frage eine Antwort ankreuzen.
Punktzahl und Bewertung ab Seite 28.

FRAGEBOGEN 1
SCHLAFEN UND ERHOLUNG

01 **WIE VIELE STUNDEN SCHLAFEN SIE IN DER REGEL?**

a Ich schlafe regelmäßig zwischen sieben und neun Stunden. So viel brauche ich auch, deshalb achte ich darauf.

b Meistens zwischen sechs und acht Stunden. 1- bis 2-mal in der Woche bekomme ich deutlich weniger Schlaf.

c Mein Schlafrhythmus ist sehr unregelmäßig, ich schlafe, wenn ich Zeit dazu habe.

02 **WIE VIEL ZEIT BENÖTIGEN SIE ZUM EINSCHLAFEN?**

a Etwa eine halbe Stunde brauche ich schon, bis mein Körper auf Schlafposition schaltet.

b Mit dem Einschlafen habe ich keine Probleme. Das geht wirklich schnell.

c Zurzeit habe ich Einschlafprobleme, wälze mich oft länger als eine Stunde von einer Seite auf die andere, bevor ich einschlafe.

03 **MIT WELCHEN GEWOHNHEITEN STIMMEN SIE SICH AUF DEN SCHLAF EIN?**

a Ich lese und entspanne mich auf dem Sofa, bevor ich zu Bett gehe.

b Ich trinke ein Gläschen Wein oder Bier, dann schlafe ich besser.

c Ich nehme schlaffördernde Medikamente, um einzuschlafen.

04····>/WIE AUSGESCHLAFEN FÜHLEN SIE SICH JETZT?

a   Gestresst und müde

b   Ziemlich müde und unausgeschlafen

c   Fit und sehr ausgeschlafen

05····>/WACHEN SIE NACHTS HÄUFIG AUF?

a   Ich habe einen tiefen Schlaf und schlafe in der Regel durch.

b   Ich wache ab und zu mal in der Nacht auf.

c   Ich habe einen unruhigen Schlaf und habe häufig Albträume.

06····>/GÖNNEN SIE SICH IM ALLTAG RUHE- UND ERHOLUNGSPHASEN?

a   Wann denn? Dafür habe ich keine Zeit.

b   Gelegentlich

c   Ich versuche, mir jeden Tag bewusst eine Auszeit zu nehmen. Dann will ich von Arbeit und Haushalt nichts wissen.

07····>/FÜHLEN SIE SICH VON IHREM JOB GESTRESST?

a   Alle wollen was von mir, ich weiß gar nicht, wie ich das alles hinbekommen soll.

b   Ich gehe gerne zur Arbeit. Mein Job macht mir Spaß.

c   Ich bin viel unterwegs, aber solange ich das Wochenende frei habe, ist es okay für mich.

FRAGEBOGEN 2
ERNÄHRUNG

01····>/WIE VIELE LITER WASSER TRINKEN SIE TÄGLICH?

a   1 Liter

b   1,5–2 Liter

c   3 Liter

02····>/WIE VIELE MAHLZEITEN ESSEN SIE AM TAG?

a   Ich esse immer unregelmäßig.

b   Ich frühstücke nie, esse sonst mittags und/oder abends.

c   Ich esse drei Hauptmahlzeiten und kleine Mahlzeiten wie zum Beispiel einen Apfel zwischendurch.

03····>/WIE WÜRDEN SIE IHR ESSVERHALTEN EINSCHÄTZEN?

a   kohlenhydratreich

b   viel Obst und Gemüse – ballaststoffreich

c   fettreich

04····>/WIE NEHMEN SIE IN DER REGEL IHRE MAHLZEITEN ZU SICH?

a   Im Sitzen am Schreibtisch

b   Zum Essen habe ich nicht so viel Zeit. Meistens esse ich etwas zwischendurch.

c   In der Regel am Esstisch

05 / WENN SIE HUNGER HABEN, WAS ESSEN SIE?

a Snacks (Kekse, Schokoriegel ...)
b Obst
c Kuchen

06 / WIE OFT KOCHEN SIE SELBST?

a fast täglich
b nie
c nur am Wochenende

07 / WAS TRINKEN SIE ZUM ESSEN?

a Cola/Limonade
b Wasser
c Wein

FRAGEBOGEN 3
VORSORGE

01 / LASSEN SIE SICH REGELMÄSSIG VOM ARZT DURCHCHECKEN?

a Nein, ich halte diese Untersuchungen für überflüssig.
b Ich lasse mich alle 5–7 Jahre durchchecken.
c Einen Gesundheits-Check-up lasse ich alle 1–2 Jahre durchführen. Das ist mir einfach wichtig.

02 / KÜMMERN SIE SICH UM IHREN IMPFSCHUTZ?

a Ich schaue regelmäßig mit meinem Arzt den Impfpass durch und frische bei Bedarf den Impfschutz auf.
b Ich weiß gar nicht, ob ich noch ein Impfbuch habe.
c Wenn ich Bedenken habe, ob eine Impfung schon zu lange zurückliegt und kein Schutz mehr besteht, schaue ich in meinen Impfpass und frische bei Bedarf auf. Auch vor Fernreisen schaue ich ins Heft, um zu sehen, ob ich ausreichend geimpft bin.

03 / ACHTEN SIE AUF VERÄNDERUNGEN IN IHREM KÖRPER? FÜHREN SIE REGELMÄSSIG SELBSTKONTROLLEN DURCH?

a Von Zeit zur Zeit taste ich meine Brust (Hoden) ab. Manchmal vergesse ich es aber auch über einen längeren Zeitraum.
b Ich untersuche mich nicht regelmäßig. Dafür ist doch der Arzt zuständig.
c Ich mache regelmäßig Selbstkontrollen. Ich nehme Veränderungen meines Körpers schnell war.

04 / WIE HÄUFIG LASSEN SIE IHRE ZÄHNE KONTROLLIEREN?

a Alle sechs Monate bis ein Jahr.
b Alle 2–3 Jahre. Das sollte reichen.
c Ich gehe erst zum Zahnarzt, wenn ich Zahnschmerzen habe.

05 ·····>/ GEHEN SIE REGELMÄSSIG ZUR KREBSVORSORGE?

a Ich nehme regelmäßig alle empfohlenen Vorsorgeuntersuchungen wahr.

b Mir gehts gut. Warum sollte ich denn zum Arzt gehen?

c Ich gehe zu Vorsorgeuntersuchungen. Dennoch sind die Zeiträume zu groß. Ich sollte regelmäßiger Krebsvorsorgeuntersuchungen in Anspruch nehmen.

06 ·····>/ LASSEN SIE IHRE AUGEN REGELMÄSSIG UNTERSUCHEN?

a Ja, ich gehe 1-mal im Jahr zum Augenarzt, der meine Sehschärfe und auch den Augeninnendruck überprüft.

b Ich habe keine Probleme mit meinen Augen. Warum soll ich zum Arzt gehen?

c Wenn ich eine neue Brille benötige oder Probleme mit meinen Augen habe, dann gehe ich zum Arzt. Mein Augeninnendruck wurde, glaube ich, noch nie überprüft.

07 ·····>/ ACHTEN SIE AUCH AUF VERÄNDERUNGEN IHRER HAUT UND LASSEN SIE IHRE MUTTERMALE REGELMÄSSIG KONTROLLIEREN?

a Bis jetzt habe ich noch nicht viel auf meine Muttermale geachtet.

b Ja, ich lasse regelmäßig meine Muttermale vom Hautarzt kontrollieren.

c Veränderungen meiner Haut würden mir auffallen. Bei unerklärlichen Veränderungen würde ich zum Hautarzt gehen.

FRAGEBOGEN 4
FITNESS

01 ·····>/ WELCHE ROLLE SPIELEN FITNESS UND SPORT IN IHREM ALLTAG?

a Gar keine. Hat mich noch nie interessiert.

b Sport gehört zu meinem Leben. Ich liebe es, mich zu bewegen, und treibe schon seit der Kindheit Sport.

c Ich mache maximal 1-mal die Woche Sport. Das reicht mir auch.

02 ·····>/ WIE STEHT ES UM IHRE BEWEGLICHKEIT?
STELLEN SIE SICH MIT GESCHLOSSENEN BEINEN UND GESTRECKTEN KNIEN AUFRECHT HIN. NUN BEUGEN SIE SICH SO WEIT WIE MÖGLICH NACH VORN. WIE WEIT KOMMEN SIE?

a Sie berühren mit der Hand oder mit den Fingerspitzen den Boden.

b Die Finger kommen gerade bis zum Knie oder knapp darunter.

c Ihre Fingerspitzen reichen bis unter die Mitte des Unterschenkels, etwa eine Handbreite über die Fußknöchel.

03 ·····>/ TESTEN SIE IHR GLEICHGEWICHT!
STELLEN SIE SICH AUF EIN BEIN, DAS ANDERE BEIN LIEGT LOCKER AUF DER WADE DES STANDBEINS. DIE ARME HÄNGEN LOCKER NEBEN DEM KÖRPER. WIE LANGE KÖNNEN SIE AUF EINEM BEIN STEHEN? VERSUCHEN SIE ES ZUNÄCHST MIT OFFENEN, DANN MIT GESCHLOSSENEN AUGEN.

a Einbeinstand mit offenen Augen über 10 Sekunden

b   Einbeiniger Zehenstand mit offenen Augen
über 10 Sekunden

c   Einbeinstand mit geschlossenen Augen
über 10 Sekunden

04 ⸱⸱⸱⸱≻/ GEHEN SIE ZÜGIG DREI STOCKWERKE HOCH UND NEHMEN SIE DABEI NUR JEDE ZWEITE STUFE. WIE FÜHLEN SIE SICH, WENN SIE OBEN ANKOMMEN?

a   Ich bin völlig aus der Puste und mein Herz
schlägt doppelt so schnell.

b   Das macht mir überhaupt nichts aus.

c   Ich bin leicht außer Atem und meine Beine
brennen etwas.

05 ⸱⸱⸱⸱≻/ KÖNNEN SIE LÄNGER ALS 30 MINUTEN AM STÜCK LAUFEN?

a   Nach 15–20 Minuten bin ich fix und fertig.
Dann geht gar nichts mehr.

b   Ich laufe in der Regel zwischen
40–50 Minuten.

c   30 Minuten kann ich am Stück laufen.
Danach bin ich aber ganz schön fertig und
brauche eine längere Pause.

06 ⸱⸱⸱≻/ TESTEN SIE IHRE GEISTIGE FITNESS. WAS IST DIE HÄLFTE EINES VIERTELS EINES ZEHNTELS VON 800?

a   Keine Ahnung. Dazu habe ich keine Zeit
und Lust.

b   Die Antwort lautet: 10

c   Da muss ich erst meinen Taschenrechner
holen. Dann versuche ich es mal.

FRAGEBOGEN 5
LEBENSSTIL

01 ⸱⸱⸱⸱≻/ RAUCHEN SIE?

a   Ja, fast täglich.

b   Gelegentlich, zum Beispiel an einem
gemütlichen Abend eine Genusszigarette.

c   Nein, zum Glück nicht.

02 ⸱⸱≻/ FÜHLEN SIE SICH IN IHREM SOZIALEN UMFELD WOHL?

a   Unter der Woche komme ich oft abends
spät von der Arbeit nach Hause und bin
dann zu müde, um noch Freunde zu treffen.
Am Wochenende hole ich das dann nach.

b   Ich habe eine tolle Familie oder/und viele
nette Freunde.

c   Ich fühle mich oft allein.

03 ⸱⸱⸱≻/ WIE WÜRDEN SIE IHR BEWEGUNGS-VERHALTEN IM ALLTAG BESCHREIBEN?

a   Ich führe einen sehr bewegten Alltag.

b   Ich sitze den ganzen Tag am Schreibtisch.
Abends bin ich auch oft zu faul dazu, mich
aufzuraffen.

c   Ich sitze viel, nutze aber sonst jede
Gelegenheit, um mich zu bewegen.

04 ⸱⸱⸱≻/ WIE VIEL ZEIT VERBRINGEN SIE AM TAG AM COMPUTER ODER VOR DEM FERNSEHER?

a   Ich sitze bei der Arbeit den ganzen Tag am
Rechner. Abends gucke ich noch
Nachrichten. Das reicht dann auch.   ⸱⸱⸱≻

b) Mein Computer gehört zu meinem Leben dazu. Ich arbeite, spiele und schaue Fernsehen am Computer – manchmal bis in die Nacht.

c) Ich habe einen Computer, nutze ihn aber selten. Ab und zu schaue ich mir mal einen Film oder auch Sport im Fernsehen an.

05 / WIE VIELE STUNDEN VERBRINGEN SIE TÄGLICH AN DER FRISCHEN LUFT?

a) Ich gehe täglich 1/2 bis 1 Stunde spazieren.

b) Während der Woche bekomme ich nicht viel Frischluft ab. Dafür gehe ich aber am Wochenende viel spazieren und bewege mich an der frischen Luft.

c) Momentan habe ich kaum Zeit, mich an der frischen Luft zu bewegen.

06 / WIE VIEL ALKOHOL TRINKEN SIE IM LAUFE EINER WOCHE?

a) Ein Glas Rotwein zum Essen gehört gelegentlich dazu. Ansonsten trinke ich aber wenig Alkohol.

b) Ich trinke zu besonderen Anlässen ab und zu mal ein Bier oder ein Glas Wein.

c) Ein Feierabendbier gehört zum Alltag dazu. Am Wochenende wird es auch öfters mal mehr.

07 / FÜHLEN SIE SICH GESTRESST?

a) Ja

b) Nein

FRAGEBOGEN 01/AUSWERTUNG

FRAGE	1			2			3			4			5			6			7		
ANTWORT	a	b	c	a	b	c	a	b	c	a	b	c	a	b	c	a	b	c	a	b	c
PUNKTE	3	2	1	2	3	1	3	2	1	1	2	3	3	2	1	1	2	3	1	3	2

PUNKTEZAHL FRAGEBOGEN 01 | | |

FRAGEBOGEN 02/AUSWERTUNG

FRAGE	1			2			3			4			5			6			7		
ANTWORT	a	b	c	a	b	c	a	b	c	a	b	c	a	b	c	a	b	c	a	b	c
PUNKTE	1	2	3	1	2	3	2	3	1	2	1	3	1	3	2	3	1	2	1	3	2

PUNKTEZAHL FRAGEBOGEN 02 | | |

FRAGEBOGEN 03/AUSWERTUNG

FRAGE	1			2			3			4			5			6			7		
ANTWORT	a	b	c	a	b	c	a	b	c	a	b	c	a	b	c	a	b	c	a	b	c
PUNKTE	1	2	3	3	1	2	2	1	3	3	2	1	3	1	2	3	1	2	1	3	2

PUNKTEZAHL FRAGEBOGEN 03 | | |

FRAGEBOGEN 04/AUSWERTUNG

FRAGE	1			2			3			4			5			6		
ANTWORT	a	b	c	a	b	c	a	b	c	a	b	c	a	b	c	a	b	c
PUNKTE	1	3	2	3	1	2	1	2	3	1	3	2	1	3	2	1	3	2

PUNKTEZAHL FRAGEBOGEN 04 | | |

FRAGEBOGEN 05/AUSWERTUNG

FRAGE	1			2			3			4			5			6			7		
ANTWORT	a	b	c	a	b	c	a	b	c	a	b	c	a	b	c	a	b	c	a	b	
PUNKTE	1	2	3	2	3	1	3	1	2	2	1	3	3	2	1	3	2	1	0	1	

PUNKTEZAHL FRAGEBOGEN 05 | | | |

PUNKTEZAHL GESAMT | | | |

AUSWERTUNG FRAGEBOGEN 1
SCHLAF/ERHOLUNG

AB 12 PUNKTE

Sie haben offenkundig einen guten und gesunden Schlaf. Es ist übrigens ganz normal, wenn Sie in der Nacht immer mal wieder kurz aufwachen: Bis zu 28-mal in der Nacht wacht ein Erwachsener mit einem gesunden Schlaf auf. Meistens kann man sich am nächsten Morgen an diese kurzen Unterbrechungen kaum noch erinnern. Machen Sie weiter so! Nehmen Sie sich weiterhin genügend Zeit zum Schlafen und bauen Sie Ruhe- und Erholungsphasen auch in Ihren Arbeitsalltag ein.

UNTER 12 PUNKTE

Ein gesunder Schlaf gehört wohl nicht zu Ihren Stärken. Ein durchgehender und erholsamer Schlaf ist jedoch wichtig, damit Sie ausgeruht und fit in den neuen Tag starten. Schlaf ist Tankstelle und Werkstatt zugleich: Die Wirbelsäule wird entlastet und kann sich ausschwingen, Säuren, Basen, Vitamine und Mineralstoffe werden an die Zellen weitergereicht, das Gehirn regeneriert sich, Eindrücke und Gefühle werden verarbeitet, geordnet und abgelegt.

Kinder benötigen neun bis zehn Stunden Schlaf, Erwachsene in der Regel sieben Stunden. Die Behauptung, echte Leistungsträger kämen auch mit vier Stunden Schlaf aus, gehört ebenso ins Reich der Mythen wie die Mär vom geringeren Schlafbedarf älterer Menschen. Wer zu wenig schläft, wird über kurz oder lang krank und tendiert zu Übergewicht. Und wer – auch als älterer Mensch – nicht

schlafen kann, hat in der Regel schlechte Gewohnheiten, die ihn am Schlafen hindern. Im Zweifel sollte man dann ein Schlaflabor aufsuchen, um der Sache auf den Grund zu gehen. Die regelmäßige Einnahme von Tabletten stellt keine Lösung dar.

Wichtige Tipps für einen gesunden Schlaf erhalten Sie im Kapitel „Stressmanagement" (siehe Seite 63ff.).

AUSWERTUNG FRAGEBOGEN 2
ERNÄHRUNG

AB 12 PUNKTE

Ihr Ernährungsverhalten ist prima! Sie ernähren sich abwechslungsreich und vielfältig. Sie nehmen sich wohl auch ausreichend Zeit zum Essen. Und Sie genießen es, am Esstisch zu sitzen und sich nicht permanent zwischendurch irgendeinen Snack in den Mund zu schieben. Achten Sie aber stets darauf, nicht mehr zu essen, als Sie tatsächlich an Energie verbrennen.

UNTER 12 PUNKTE

Sie sollten Ihr Essverhalten dringend ändern! Nehmen Sie sich ganz bewusst Zeit zum Essen und bauen Sie feste Essenszeiten in Ihren Alltag ein. Wenn möglich, essen Sie gemeinsam mit Ihrer Familie am Tisch. Vermeiden Sie es, zwischendurch am Schreibtisch oder vor dem Fernseher unkontrolliert permanent irgendetwas zu naschen.

Es mangelt Ihnen offenkundig auch an einer bewussten und lustbetonten Nahrungsaufnahme. Sie neigen dazu, von der Industrie

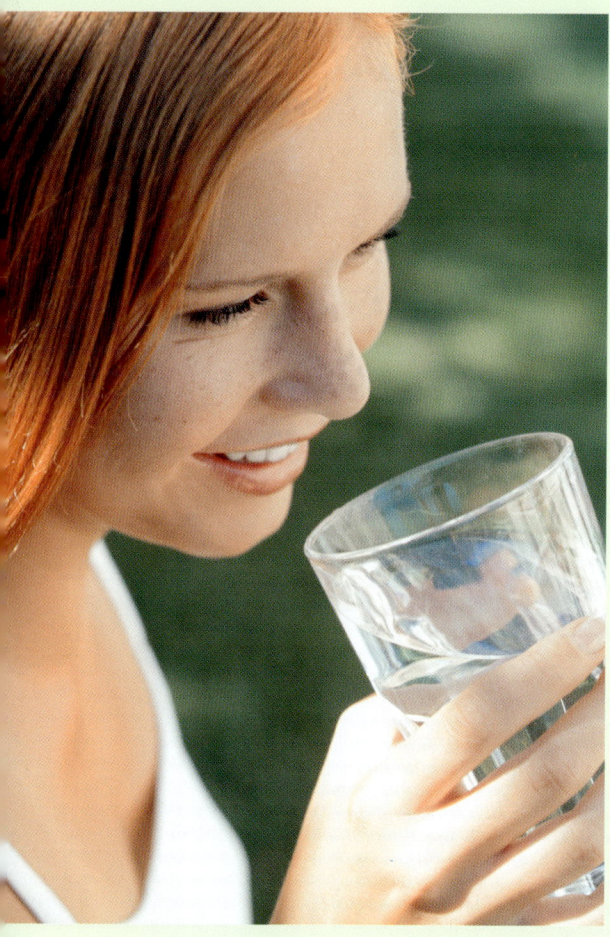

Wertvolle Tipps zu einer ausgewogenen und gesunden Ernährung erhalten Sie im Kapitel 5 (siehe Seite 79 ff.).

AUSWERTUNG FRAGEBOGEN 3
VORSORGE

AB 12 PUNKTE

Sie scheinen sich intensiv um Ihren Körper zu kümmern. Ihnen würden vermutlich Veränderungen am Körper durchaus auffallen. Machen Sie weiter so! Nehmen Sie alle Vorsorgeuntersuchungen in Anspruch, gehen Sie bei Hautveränderungen oder sonstigen Auffälligkeiten zum Arzt und lassen Sie sich regelmäßig durchchecken.

UNTER 12 PUNKTE

Sie vernachlässigen Ihren Körper. Und Vorsorge existiert für Sie de facto kaum. Sie verfahren offenkundig nach dem „Health-believe-Modell", demzufolge man erst an eine Krankheit glaubt, wenn man sie auch hat. Sie sollten unbedingt umdenken und das Angebot der Vorsorgeuntersuchungen endlich wahrnehmen, um das Auftauchen etwaiger Krankheiten zu verhindern oder so früh zu erkennen, dass sie medizinisch leichter in den Griff zu bekommen sind.

Und kann es sein, dass Sie ein Mann sind? Männer sind nämlich echte Vorsorgemuffel: Nur jeder sechste Mann geht zur Vorsorgeuntersuchung, wohingegen doch immerhin jede zweite Frau die Angebote der Krankenkassen wahrnimmt. Sprechen Sie mit Ihrem Hausarzt: Ab dem 35. Lebensjahr sind jährliche Vorsorgeuntersuchungen ein Muss.

genormte Fertignahrung zu bevorzugen. Damit gehören Sie zu jenen Konsumenten, die Konservierungsstoffe und Geschmacksverstärker vertilgen, die zum Teil ausgesprochen gesundheitsschädlich sein können. Durch das unkontrollierte Essverhalten nehmen Sie tendenziell auch zu viel Nahrung zu sich.

Sie sollten zudem darauf achten, genügend Flüssigkeit zu sich zu nehmen: mindestens zwei bis drei Liter Wasser täglich trinken.

AUSWERTUNG FRAGEBOGEN 4
FITNESS

AB 12 PUNKTE

Bewegung gehört offenkundig zu Ihrem Leben.
Und das ist auch gut so. Sie tanken dadurch
viel Energie und Kraft und können den Alltag
besser und leichter bewältigen. Machen Sie
weiter so und bewegen Sie sich regelmäßig.
Wichtig ist, dass Sie alle Komponenten einer
guten Fitness trainieren. Hierzu zählen Ausdauer, Kraft, Koordination und Beweglichkeit.

Unter 12 Punkte

Für Ihre Fitness machen Sie eindeutig zu
wenig. Es wird Zeit, dass Sie aktiv werden und
gezielt etwas für Ihre Gesundheit tun. Schon
nach kurzer Zeit werden Sie erste positive Wirkungen spüren. Auch gegen Ihr Übergewicht
ist Bewegung die beste Therapie. Sie sollten
aber gerade mit Blick auf Ihr Gewicht nicht
allein auf Ausdauer setzen, sondern vor allem
auch auf eine gut ausgebildete Muskulatur.

*Wertvolle Tipps für Ihr Fitnessprogramm erhalten
Sie im Kapitel 6 (siehe Seite 113ff.). Besprechen
Sie Ihr Vorhaben aber auch bitte mit Ihrem
Arzt.*

AUSWERTUNG FRAGEBOGEN 5
LEBENSSTIL

AB 12 PUNKTE

Ein gesunder Lebensstil hat natürlich einen positiven Einfluss auf die Gesundheit. Sie scheinen ein ausgeprägtes Gesundheitsbewusstsein
zu besitzen und haben die Wichtigkeit der
körperlichen Aktivität erkannt. Auch die
psychische Ausgeglichenheit und ein intaktes
soziales Umfeld sind nicht zu unterschätzende
Faktoren. Sollten Sie in diesem Bereich Nach-
holbedarf haben, nehmen Sie sich regelmäßig
eine geistige Auszeit und schaufeln Sie sich die
Zeit für Ihre Familie und Ihre Freunde frei.

UNTER 12 PUNKTE

Sie sollten Ihren Lebensstil dringend ändern.
Um es auf den Punkt zu bringen: Sie leben
einfach zu ungesund, Sie trinken zu viel
und/oder rauchen zu viel, Sie bewegen sich zu
wenig und/oder Sie vernachlässigen soziale
Kontakte. Das wird sich irgendwann auf Ihre
Gesundheit niederschlagen, zwangsläufig.
Also: Steigern Sie Ihre Alltagsaktivitäten,
nehmen Sie häufiger die Treppe anstatt den
Aufzug oder steigen Sie eine Station vor Ihrer
Endhaltestelle aus und laufen Sie die letzten
Meter an der frischen Luft. Und pflegen Sie
Ihre Freundschaften, denn ein stabiles soziales
Umfeld gibt Kraft und Energie für den Alltag.

GESAMTAUSWERTUNG
DER FRAGEBÖGEN

100 BIS 80 PUNKTE

Prima! Ihr Gesundheitsindex liegt im obersten
Bereich. Sie können sich eigentlich beruhigt
zurücklehnen. Doch Vorsicht: Sollten Sie im
Bereich Lebensstil, im Bereich Ernährung,
Erholung oder auch sportliche Fitness trotz
des hohen Gesamtpunktestands dennoch
nicht besonders gut abgeschnitten haben,

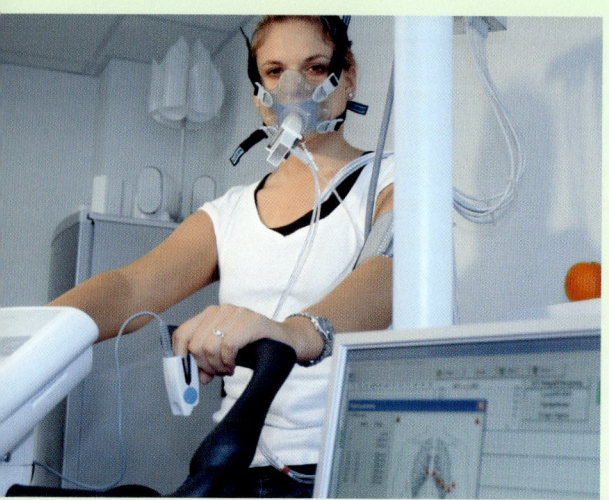

lohnt sich ein Studium der Kapitel zu Stress-management/Entspannung *(siehe Seite 63ff.)*, Ernährung *(siehe Seite 79ff.)* und Bewegung *(siehe Seite 113ff.)*. Sie laufen ansonsten Gefahr, dass einer dieser Bereiche auf Dauer Ihre Topwerte negativ beeinflusst und am Ende die schöne Gesamtbilanz verdirbt.

79 BIS 60 PUNKTE

Das ist schon gar nicht so schlecht. Sie sind auf dem richtigen Weg. Um Ihre Gesundheits-vorsorge und Ihr körperliches Wohlbefinden zu optimieren, müssen Sie sich in Teilbereichen allerdings noch verbessern. Schauen Sie sich die einzelnen Rubriken genau auf die Schwachstellen hin an und versuchen Sie, sich dort zu verbessern. Durch die Lektüre dieses Buches sollten Sie sich eigentlich ausreichend motiviert fühlen, die Baustellen Ihrer Gesundheit anzugehen. Beherzigen Sie besonders die Kapitel zu Stressmanagement/Entspannung *(siehe Seite 63ff.)*, Ernährung *(siehe Seite 79ff.)* und Bewegung *(siehe Seite 113ff.)*.

59 BIS 0 PUNKTE

Hier läuten alle Alarmglocken! Ihr Gesund-heitsindex befindet sich im unteren Drittel. In fast jedem Bereich befinden Sie sich unter dem Sollwert. Ihr Gesundheitsrisiko ist beträchtlich. Sie sollten Ihren gesamten Lebensstil und Ihr Ernährungsverhalten auf den Prüfstand stel-len. Versuchen Sie sich zu motivieren, indem Sie sich vor Augen führen, dass es sich wirklich lohnt, einen ausgewogenen und gesünderen Lebensstil einzuführen. Gegebenenfalls sollten Sie für eine Umstellung Ihrer Lebensumstände sogar ärztlichen Rat einholen oder für eine medizinische Begleitung durch einen Arzt für Ernährungs- und Sportmedizin sorgen. Die Investitionen lohnen sich: Die Zeit, die Sie sich jetzt nicht nehmen, werden Sie sonst später in Ihre Krankheiten investieren müssen. Sie haben die Wahl!

Beim nächsten Test sehen Sie, wie sich Ihre Verhaltensweisen auf Ihr wirkliches Alter und Ihre Lebensdauer auswirken können. Nehmen Sie das Ergebnis als Bestätigung dafür, dass Sie alles richtig machen oder als Motivation, etwas zu ändern!

CHECK 2
TESTEN SIE IHR BIOLOGISCHES ALTER

Kaum etwas schmeichelt uns ab einem be-stimmten Alter mehr, als wenn uns jemand jünger schätzt, als wir sind. Das erlebe ich schon bei 30-Jährigen. Die Frage nach dem Alter ist auch eine der ersten Fragen, die ich meinen Patienten stelle. Aber schon vorher versuche ich vom äußeren Erscheinungsbild her eine Schätzung. Wenn jemand schlank, leichtfüßig, lächelnd und zigarettengeruchsfrei in meine Praxis kommt, wirkt er einfach jünger als ein Patient im gleichen Alter, der alle gegenteiligen Eigenschaften aufweist. Im weiteren Verlauf des Gesprächs und im Anschluss an den Gesundheitscheck (Bluttest, Leistungstest etc., *siehe Seite 41f.*) zeigt sich, dass das äußere Erscheinungsbild häufig ein Spiegelbild des inneren Gesundheitszustands ist. Ein gravierender Mangel an Bewegung im Alltag, ein deutliches Übergewicht und schlechte Ernährungsgewohnheiten sowie die Folgeerkrankungen all dieser Faktoren führen nämlich dazu, dass Reaktionen im Körper ablaufen, die ihn biologisch schneller altern lassen, als es bei gesundem Lebensstil der Fall wäre.

Für viele frühzeitig gealterten Patienten stellt die Konfrontation mit ihrem biologischen, also ihrem wahren Alter, einen kleinen Schock dar. Doch meist hat dies einen positiven Nebeneffekt: Wer eigentlich zum Beispiel 50 Jahre alt ist und plötzlich zur Kenntnis nehmen muss, dass er körperlich bereits 60 oder gar 65 Jahre alt ist, entwickelt meist eine ausgeprägte Motivation und Energie, etwas zu verändern. Und vielen meiner Patienten gelingt es tatsächlich, ihre biologische Uhr wieder mit der chronologischen Uhr in Einklang zu bringen. Nicht wenige schaffen es sogar, sie deutlich zurückzudrehen, sich also biologisch jünger zu trimmen, als sie tatsächlich sind.

AUF DER COUCH SCHNELLER ALTERN – AUCH GENETISCH NACHWEISBAR!

Dass eine ungesunde Lebensführung tatsächlich zu einer schnelleren biologischen Alterung führt, ist mittlerweile auch von der Humangenetik nachgewiesen worden. So hat man festgestellt, dass Menschen, die sich beruflich und in der Freizeit kaum bewegen, ebenso wie Raucher und Übergewichtige ihrem tatsächlichen Alter biologisch bis zu zehn Jahre voraus sind. Als Maß für das biologische Alter dient die mittels Chromosomenanalysen ermittelte Länge der sogenannten Telomere (Chromosomenendstücke *siehe Seite 40*). Und die ist bei Couchpotatos, Rauchern, chronisch Gestressten und Übergewichtigen deutlich kürzer als bei den Teilnehmern der Kontrollgruppe, die all dies nicht waren.

SO FUNKTIONIERTS

Für die Bestimmung des biologischen Alters muss man aber nicht unbedingt eine Genanalyse vornehmen, dazu reicht die Auswertung Ihrer Angaben zu den unterschiedlichsten Lebensbereichen, die sich hervorragend über einen Fragekatalog wie den folgenden ermitteln lassen. Da sich das biologische Alter über den körperlich-medizinischen und den psychischen Zustand des betreffenden Menschen sowie über seine allgemeinen Lebensumstände und -risiken definiert, werden im Folgenden Fragen zu den Bereichen Familie und familiäre Vorbelastungen, Beruf, Lebensbedingungen, Gesundheitsstatus, Sport,

Ernährung, psychosoziale Einflüsse und andere Gewohnheiten gestellt.

Im medizinischen Teil wird nach einigen Laborwerten gefragt. Sollten Sie diese Werte nicht kennen, fragen Sie bitte bei Ihrem Hausarzt danach. Wenn auch der keine Auskunft erteilen kann, weil bisher keine Laboruntersuchungen vorgenommen wurden, wäre es jetzt an der Zeit, diese schleunigst nachzuholen. Die meisten Fragen aus dem Test sollten auch bei einer guten Anamnese (Eingangsbefragung) durch Ihren Arzt gestellt werden.

Sie können den Fragebogen selbst auswerten. Wie, das lesen Sie bitte im Anschluss an die Fragen. Das Ergebnis zeigt Ihnen, wie viele Jahre Ihr Körper älter oder jünger ist, als es Ihr letzter Geburtstag angezeigt hat. Zudem lässt das den Schluss zu, wie lange Sie noch (statistisch gesehen) zu leben hätten, wenn Sie so weitermachen wie bisher. Die gute Nachricht: Sie haben Ihre Gesundheit und somit Ihr Alter zum großen Teil selbst in der Hand und können noch einiges bewirken. Also packen Sie es an und beginnen Sie mit diesem Test! Ziehen Sie Bilanz – auch hierbei wünsche ich Ihnen viel Spaß!

TEST
BIOLOGISCHES ALTER

Die nun folgenden Fragen sollten Sie ehrlich und spontan beantworten. Dazu werden Sie ca. zehn bis 15 Minuten Zeit benötigen. Kreuzen Sie bitte immer nur eine Antwort an, und zwar die, die Ihre Einstellung am besten wiedergibt. Wie Sie anschließend weiterverfahren, sagen wir Ihnen am Ende des Tests. Auswertung ab Seite 39.

ERNÄHRUNG

01 ····〉/ WAS KOMMT IHRER ERNÄHRUNGSWEISE AM NÄCHSTEN? ICH ESSE:

— Lieber mediteran: viel Fisch, mageres Fleisch, Gemüse, nicht zu fett `+2`

— Lieber deftig mit viel Fleisch, Kroketten oder Pommes frites, fast nie Fisch `-2`

02 ····〉/ AN OBST UND GEMÜSE (1 PORTION = EINE HANDVOLL) VERZEHRE ICH:

— 5 Portionen pro Tag `+5`

— 2 Portionen pro Tag `+1`

— Ich esse nie davon. `-2`

03 ····〉/ SÜSSES UND SOFTDRINKS (z. B. COLA, LIMO) KONSUMIERE ICH

— Täglich 2–3 Portionen `-2`

— 1-mal täglich `0`

— Fast nie `+2`

04 ····〉/ WELCHES ESSVERHALTEN TRIFFT BEI IHNEN ZU: (mehrere Antworten möglich)

— Ich esse möglichst 2- bis 3-mal täglich, also morgens, mittags und abends. `+3`

— Ich frühstücke nicht regelmäßig, dafür esse ich öfter eine Kleinigkeit zwischendurch. `-3`

— Ich esse abends sehr spät. `-1`

— Ich lasse das Abendessen auch mal ausfallen, wenn ich es vorher übertrieben habe. `+1`

Zwischensumme ☐

05 /IST IHR FLÜSSIGKEITSHAUSHALT IN ORDNUNG?

— Ich trinke mindestens 1,5 Liter
Wasser, ungesüssten grünen oder
Kräutertee.   +2

— Ich trinke weniger.   0

06 /FALLS SIE BEREITS DIÄTEN GEMACHT HABEN: IST ES DANACH ZUM JO-JO-EFFEKT GEKOMMEN?

— Ja, leider schon öfter   -2

— Nein   +2

LEBENSSTIL, SCHLAF UND ERHOLUNG

01 / RAUCHEN SIE?

— Ich habe nie geraucht oder vor
über 10 Jahren aufgehört.   +2

— Ja, selten oder weniger als
5 Zigaretten am Tag.   -1

— Ja, mehr als 5 Zigaretten am Tag.   -3

— Ja, mehr als 10 Zigaretten am Tag   -7

02 /WIE VIEL ALKOHOL TRINKEN SIE?

— Ich trinke abends 1 Glas Wein
oder Bier.   +3

— Ich trinke unter der Woche nichts.
Dafür am Wochenende auch
mal mehr als 2 Gläser Wein oder
2 Flaschen Bier.   +1

— Ich trinke fast täglich 2–3 Flaschen
Bier oder mehr als 2 Gläser Wein.   -3

— Ich trinke keinen Alkohol   -1

03 /WIE HÄUFIG SIND SIE IN DER SONNE?

— Ich finde mich attraktiver, wenn ich
schön braun bin. Gehe auch gerne
ins Solarium. Sonnenschutz brauche
ich nicht.   -2

— Ich gehe gerne in die Sonne, meide
aber zu intensive Sonneneinstrahlung
und verwende Sonnenschutzmittel.   +1

— Ich gehe selten oder überhaupt nicht
an die Sonne.   -1

04 /WIE GUT SCHLAFEN SIE?

— Ich gehe fast jeden Abend zur gleichen
Zeit ins Bett und schlafe 7–9 Stunden
tief und fest und bin morgens fit.   +2

— Ich habe berufsbedingt einen sehr
wechselhaften Rhythmus und schlafe
oft tagsüber.   -2

— Ich neige zu Schlafstörungen und bin
morgens oft gerädert.   -3

05 /WIE IST IHRE LEBENSEINSTELLUNG?

— Ich beginne jeden Tag gut gelaunt
und blicke nach vorn.   +2

— Ich bin eher der Realist, sehe die
Dinge nüchtern.   0

— Meine Erfahrung zeigt, dass ich
meist nichts Gutes vom Tag zu
erwarten habe.   -2

Zwischensumme

Zwischensumme

— Ich fühle mich häufig niedergeschlagen und deprimiert, manchmal
sogar ausgebrannt. -4

06····>/**NEHMEN SIE SICH REGELMÄSSIGE
ENTSPANNUNGSZEITEN** (ZUM BEISPIEL
DURCH ENTSPANNENDE MUSIK, MIT-
TAGSSCHLÄFCHEN („POWER-NAP"),
SPORT, MEDITATION, YOGA, TAI-CHI,
TREFFEN MIT FREUNDEN ETC.), AUCH
WENN SIE BERUFLICH ODER PRIVAT VIEL
STRESS HABEN?

— Ja, mindestens 5-mal die Woche. +3

— Ja, ich schaffe das 1 bis 2-mal
die Woche +1

— Nein, dazu habe ich zu viel zu tun. -3

07····>/**WIE STEHT ES UM DAS VERHÄLTNIS
PRIVAT/BERUFLICH (IHRE „WORK-
LIFE-BALANCE")?**

— Ich habe so viel Arbeit, dass ich
mir häufig Arbeit mit nach Hause
nehme und auch schon mal abends
oder am Wochenende arbeiten muss. -2

— Meine Freizeit ist mir so wichtig,
dass es fast nie vorkommt, dass ich
sie für berufliche Termine opfere. +2

08····>/**KÖNNEN SIE BEI ÄRGER ODER FRUST
AUF GUTE FREUNDE, DIE FAMILIE ODER
VERSTÄNDNISVOLLE KOLLEGEN ZÄHLEN?**

— Ja, auf jeden Fall. +2

— Nein. Aber ich schaff das auch
alleine. -2

Zwischensumme

09····>/**WIE IST IHRE MOMENTANE LEBENS-
SITUATION?**

— Ich lebe allein. -1

— Ich lebe in einer festen Partnerschaft. +1

— Ich habe Familie und Kinder. +2

10····>/**WIE SIND SIE MIT IHREM
SEXUALLEBEN ZUFRIEDEN?**

— Sehr +2

— Es geht so 0

— Eher nicht -2

11····>/**WIE HALTEN SIE SICH GEISTIG FIT?**

— Durch Fernsehen. -2

— Ich habe ein Hobby, bei dem ich
geistig arbeiten muss (zum Beispiel
Weiterbildungskurse besuchen,
musizieren, in Konzerte gehen, lesen,
Sprachen lernen, Ausstellungen
besuchen etc.). +2

— Mein Beruf fordert viel Kreativität
und Flexibilität von mir. +3

12····>/**SIND SIE MIT IHREN TÄGLICHEN
AUFGABEN/MIT IHREM BERUF
ZUFRIEDEN?**

— Ja, voll und ganz. +3

— Nicht so ganz. Würde gerne raus
aus meiner Situation. -1

— Ich halte es oft fast nicht mehr aus.
Ich wünsch mir ein anderes Leben. -2

Zwischensumme

13 / IHR FAMILIENEINKOMMEN (BRUTTO, PRO JAHR IN EURO) LIEGT BEI:

— 0–10.000, arbeitslos | -3 |
— 10.000–20.000 | -1 |
— 20.000–35.000 | 0 |
— 1 Punkt für jede 35.000 Euro/Jahr
  bis zu 200.000 Euro | |

14 / LEBEN SIE ...

— in der Großstadt? | -1 |
— auf dem Lande? | +1 |

GESUNDHEIT

01 / HABEN SIE BEREITS VORERKRANKUNGEN?
(Mehrere Nennungen sind möglich)

— Eine Herzkrankheit
  (Herzschwäche, Infarkt) | -6 |
— Einen Hirnschlag | -6 |
— Die Zuckerkrankheit | -6 |

02 / WIE ALT WURDEN IHRE GROSSELTERN?

— Alle über 75 Jahre | +3 |
— Zwei über 75 Jahre | +1 |
— Alle unter 75 Jahre | -2 |

03 / TRATEN BEI IHREN ELTERN ODER GESCHWISTERN DIABETES TYP II, STARKES ÜBERGEWICHT, HERZ-KREIS-LAUF-ERKRANKUNGEN, KREBS ODER ANDERE SCHWERE CHRONISCHE ERKRANKUNGEN AUF?

— Ja | -2 |
— Nein | +2 |

04 / WELCHE AUSSAGE GIBT IHR VERHÄLTNIS ZU IHRER GESUNDHEIT AM BESTEN WIEDER? (wenn Sie mindestens 35 Jahre alt sind)

— Ich achte darauf, gesund zu bleiben,
  und gehe regelmäßig zu allen not-
  wendigen Vorsorgeuntersuchungen. | +3 |
— Wenn ich krank bin, schone ich mich
  und begebe mich in ärztliche
  Betreuung. | +1 |
— Ich war eigentlich noch nie bei einem
  Gesundheits-Check bzw. bei einer
  Herz-Kreislauf-Vorsorge. Ich gehe nur
  zum Arzt, wenn es nicht mehr
  anders geht. | -2 |

05 / KREBSVORSORGE
MÄNNER (falls Sie über 45 Jahre alt sind)

— Ich mache jährlich eine Krebsvorsorge-
  untersuchung (Prostata, PSA-Wert,
  Rektaluntersuchung, Blut im Stuhl) | +1 |
— Ich gehe nur alle paar Jahre dorthin. | 0 |
— Ich mache keine Krebsvorsorge-
  untersuchung. | -1 |

Zwischensumme

Zwischensumme

05 ⟩/KREBSVORSORGE
FRAUEN (falls Sie über 45 Jahre alt sind)

— Alle 2 Jahre Mammographie (ab 50 Jahre), Stuhluntersuchung auf Blut jährlich, monatliche Selbstuntersuchung der Brustdrüsen. `+1`

— Nur alle paar Jahre `0`

— Keine `-1`

06 ⟩/WELCHE WERTE HABEN SIE?
BLUTDRUCK

— Niedriger als 130/85 mmHg (ohne Medikamente) `+1`

— Niedriger als 139/89 mmHg (ohne Medikamente) `-1`

— Höher oder gleich als 140/90 mmHg (ohne Medikamente) `-3`

NÜCHTERNBLUTZUCKER

— Niedriger als 100 `0`

— Höher als 100 `-1`

— Höher als 125 `-4`

HDL-CHOLESTERIN

— Unter 40 `-2`

— 40–64 `0`

— Über 65 `+2`

— Ich kenne weder Blutzucker-, Cholesterin- noch Blutdruckwerte. `-3`

07 ⟩/MESSEN SIE BITTE IHREN BAUCHUMFANG AN DER UMFANGREICHSTEN STELLE.
MÄNNER

— Unter 94 cm `+5`

— Zwischen 94 bis 102 cm `+1`

— Über 102 cm `-7`

FRAUEN

— Unter 80 cm `+5`

— Zwischen 80 bis 88 cm `+1`

— Über 88 cm `-7`

08 ⟩/GRIPPALE INFEKTE

— Ich habe mehrmals jährlich grippale Infekte. `-1`

— Ich brauche immer lang, um sie zu überstehen und ich nehme oft Antibiotika (mehr als 2 mal pro Jahr). `-1`

— Ich habe höchstens 1 mal pro Jahr einen grippalen Infekt. `+1`

09 ⟩/STUHLGANG

— Täglich oder mindestens 1-mal in 3 Tagen. `+1`

— Seltener als 1 mal in 3 Tagen, manchmal nehme ich auch Abführmittel. `-2`

Zwischensumme

Zwischensumme

FITNESS

01 ▷/ WIE HÄUFIG PRO WOCHE FÜHREN SIE MINDESTENS 30 MINUTEN LANG EIN MODERATES AUSDAUERTRAINING DURCH (ZUM BEISPIEL ZÜGIG SPAZIEREN GEHEN, NORDIC WALKING, JOGGING, RAD-FAHREN, SCHWIMMEN ETC.)?

— 3- bis 4-mal in der Woche | +4

— 1- bis 2-mal pro Woche. | +2

— Gar nicht | -2

02 ▷/ WIE HÄUFIG TRAINIEREN SIE IHRE MUSKULATUR?

— Ich trainiere 2- bis 3-mal die Woche. | +4

— Na, vielleicht 1-mal die Woche, wenn's hochkommt. | +1

— Gezieltes Muskeltraining habe ich bisher nicht durchgeführt. | 0

03 ▷/ WIE HÄUFIG SCHLÄGT IHR HERZ IN RUHE?

— Bis zu 50-mal pro Minute. | +2

— Zwischen 50 und 70 Schläge pro Minute. | 0

— Häufiger als 70-mal in der Minute. | -2

04 ▷/ GEHEN SIE ZÜGIG IN DEN 3. STOCK. WIE FÜHLEN SIE SICH OBEN?

— Das ging locker. | +3

— ... war doch ganz schön anstrengend. | 0

— ... hat mich überfordert, ich musste stehen bleiben. | -3

Summe

Zählen Sie bitte alle Punkte zusammen. Diese Gesamtpunktzahl teilen Sie bitte durch Ihre „Alterskorrektur", die Sie der folgenden Tabelle entnehmen. Auf diese Weise erhalten Sie die Differenz zwischen Ihrem biologischen und Ihrem chronologischen Alter. Der Altersfaktor soll Folgendem Rechnung tragen: Je früher Sie mit gesundem Lebensstil beginnen, desto mehr wirkt sich das auf Ihr biologisches Alter aus und folglich auf die Lebenserwartung. Fangen Sie hingegen spät an, kann es sich auch nur noch auf wenige Jahre auswirken. Die Lebensqualität jedoch kann sich auch im fortgeschrittenen Alter noch dramatisch verbessern.

Altersgruppe	Alterskorrektur
Sie sind 30 Jahre oder jünger.	9
Sie sind zwischen 31 und 40 Jahre alt.	11
Sie sind zwischen 41 und 50 Jahre alt.	13
Sie sind zwischen 51 und 60 Jahre alt.	15
Sie sind älter als 60 Jahre.	18

$$\frac{\text{Gesamtpunktzahl}}{\text{Alterskorrektur}} =$$

Das Ergebnis ist die Differenz zwischen dem biologischen und dem chronologischen Alter.

Ist das Ergebnis positiv, können Sie es von Ihrem Lebensalter abziehen. Ihr Körper ist jünger! Ein negatives Ergebnis müssen Sie zu Ihrem Lebensalter hinzurechnen. Sie sind biologisch älter – Sie sollten das Steuer jetzt rumreißen!

Ihre Testpunktzahl ist 22. Da Sie 38 Jahre alt
sind, ist Ihre Alterskorrektur 11.

22 : 11 = 2

Sie dürfen sich zwei Jahre abziehen.
Biologisch sind Sie erst ╌╌┅┉> 36 Jahre alt!

BEISPIEL 2: ERGEBNIS BEI
UNGESUNDER LEBENSFÜHRUNG

Ihre Testpunktzahl ist −44. Da Sie 52 Jahre alt
sind, ist Ihre Alterskorrektur 15.

44 : 15 = 2,9 (aufgerundet: 3)

Sie müssen drei Jahre hinzurechnen, weil
Ihre Punktzahl im Minusbereich liegt.
Biologisch sind Sie also ╌╌┅┉> 55 Jahre alt!

WELCHER ALTERUNGSTYP SIND SIE?

Gehören Sie zu der Gruppe, die biologisch
gesehen jünger ist, dann gelten für Sie die
Empfehlungen auf Seite 31f. (100–80 Punkte):
Sie machen das meiste richtig, bleiben Sie
dabei und erzählen Sie es weiter! Erzählen
Sie auch anderen, wie viel ein Spaß gesundes
Leben machen kann!

Ist Ihr biologisches und Ihr chronologisches
Alter identisch oder sind Sie maximal zwei Jahre vorgealtert? Dann gelten für Sie die Empfehlungen auf Seite 32 (79–60 Punkte). Sie machen
einiges richtig, aber Familie und Job haben
eventuell ihren Tribut gezollt und nicht die
nötige Zeit gelassen. Mit unseren Tipps kommen Sie aber wieder ins richtige Gleis.

Sind Sie mehr als zwei Jahre älter als Sie dach-
ten? Dann gelten für Sie die Empfehlungen
auf Seite 32 (59 oder weniger Punkte). Sie
sollten den großen Gesundheitscheck bei
Ihrem Arzt machen *(siehe Seite 41f.)* und gemeinsam mit ihm überlegen, was genau zu
tun ist, ob Medikamente notwendig sind und
wie Sie die Anregungen in diesem Buch umsetzen. Fangen Sie klein an, z. B. mit unseren
leichten Kraftübungen (siehe Kapitel 6) und
den Doc-Shakes (Kapitel 5) am Morgen. Die
größte sofortige Verbesserung erreichen Sie,
indem Sie mit dem Rauchen aufhören.

DR. KURSCHEID RÄT:

Eine schlechte Lebensführung, aber auch Stress
kann zu einer vorzeitigen Alterung von Körperzellen führen. So hat man zum Beispiel bei
Müttern, deren Kinder chronisch krank waren,
festgestellt, dass offenkundig der dadurch
ausgelöste Dauerstress eine Verkürzung der
Telomere bewirken kann. Die Telomere und ihre
Länge gelten als Gradmesser für das Alter einer
Zelle, für ihre Funktionstüchtigkeit und Gesundheit, und damit für das biologische Alter
des betreffenden Menschen. Telomere sitzen
an den Enden der Chromosomen, in denen das
Erbgut einer Zelle aufbewahrt wird. Ich verglei-
che sie auch gerne mit Zündschnüren, da sie
bei jeder Zellteilung kürzer werden. Mit einem

geeigneten Stressmanagement und Entspannungstechniken wie Meditation kann dieser Effekt jedoch erfolgreich rückgängig gemacht oder zumindest aufgehalten werden.

Rauchen beschleunigt die Alterung entscheidender Teile der DNA übrigens um durchschnittlich 4,6 Jahre. Bei Fettleibigkeit erhöht sich dieser Wert auf neun Jahre, gemessen an der Länge der Telomere. Zu diesem Ergebnis kommt eine Studie des St. Thomas' Hospital. Eine Frau, die 40 Jahre lang täglich eine Packung Zigaretten geraucht hat, beschleunigte ihre Alterung um 7,4 Jahre. Laut Studienleiter altert der ganze Körper durch das Rauchen, nicht nur das Herz oder die Lungen.

CHECK 3
DER GROSSE GESUNDHEITS-
CHECK BEIM ARZT

Grundsätzlich unterscheidet man zwischen einer Krankenbehandlung und einer Vorsorgeuntersuchung. Zur Krankenbehandlung zählt die entsprechende Diagnostik bei einer Person (z. B. bei Verdacht auf eine Herz-Kreislauf-Erkrankung ein EKG zu machen). Vorsorgeuntersuchungen dienen dazu, eine Erkrankung flächendeckend, also bei allen infrage kommenden Personengruppen im Frühstadium zu erkennen (z. B. Untersuchung auf Blut im Stuhl zur Früherkennung von Darmkrebs bei allen Personen ab 45 Jahre). Bei der Krankenbehandlung wird in Deutschland fast alles von den gesetzlichen und den privaten Kassen bezahlt. Bei den Vorsorgeuntersuchungen sind aber nicht alle

Untersuchungen, die möglich sind, auch flächendeckend sinnvoll und werden deshalb auch nicht alle bezahlt. So ist z. B. ein Ganzkörper-CT (eine Röntgen-Schichtuntersuchung) nicht für jeden gesunden Bundesbürger zu empfehlen, ja, ist sogar verboten, weil dadurch mehr Krebsfälle ausgelöst würden als entdeckt werden könnten. Zweitens entstünden extrem hohe Kosten, denen aber nur eine niedrige Entdecker-Quote an Karzinomen entgegenstünde.

Es gibt verschiedene Check-Up-Programme in Deutschland *(siehe Tabelle Seite 42)*. Man unterscheidet Krebsfrüherkennungsuntersuchungen (z. B. für Prostata, Darm und Brust), Vorsorgeuntersuchungen im Herz-Kreislauf-Bereich (Ausschluss eines Bluthochdrucks, Überprüfung der Cholesterinwerte und der Herzfunktion) sowie die Zahnvorsorge, Vorsorge bei Schwangeren und Impfungen.

Vorsorgezusatzuntersuchungen gehen über das Mindestmaß an Leistungen der gesetzlichen Kassen hinaus und sind daher von Kassenpatienten selbst zu zahlen. Sie sind in meinen Augen aber medizinisch sinnvoll und empfehlenswert. Meine Einschätzung deckt sich mit der der thematisch zuständigen Fachgesellschaften, nachzulesen in der Zeitschrift focus (21/08). Private Kassen zahlen viele dieser Untersuchungen.

Bei konkretem Krankheitsverdacht, Vorerkrankungen oder einer positiven Familienanamnese (z. B. Diabetes bei den Eltern) ist oft eine spezielle Diagnostik notwendig, die über das Maß der gängigen Vorsorgeuntersuchung hinausgeht. Sie wird dann sowohl von den gesetzlichen Kassen als auch von den privaten Versicherungen bezahlt. Fragen Sie bitte im Zweifel vorher bei Ihrer Kasse nach.

VORSORGEUNTERSUCHUNGEN BEI ERWACHSENEN, DIE DIE KASSE ZAHLT

UNTERSUCHUNG	ALTER UND HÄUFIGKEIT	LEISTUNGEN
CHECK-UP		
Gesundheits-Check-up	ab 35 Jahren alle zwei Jahre	Früherkennung von Herz-Kreislauf-Erkrankungen, Nierenerkrankungen/*Diabetes mellitus:* Krankheitsgeschichte und persönliches Erkrankungsrisiko, klinische Untersuchung, Laboruntersuchungen (Blut, Urin), Prüfung des körperlichen Zustands, Beratung
KREBSFRÜHERKENNUNG		
Haut-Screening (ab 1. Juli 2008)	ab 35 Jahren alle zwei Jahre	Aufklärung über Risikofaktoren und Sonnenschutz, Untersuchung der Haut und sichtbaren Schleimhaut auf Hautkrebs
Dick- und Enddarmuntersuchung	ab 50 Jahren einmal im Jahr	Beratung, Schnelltest auf Blut im Stuhl, Tastuntersuchung des Enddarms
Darmspiegelung	ab 55 Jahren zweimal im Abstand von zehn Jahren	Beratung, Darmspiegelungen (zwei im Abstand von zehn Jahren), alternativ: Test auf Blut im Stuhl alle zwei Jahre
Prostata- und Genitaluntersuchung	Männer ab 45 Jahren einmal im Jahr	Abtasten des äußeren Genitals, Krankheitsgeschichte, Tastuntersuchung der Prostata und der umgebenden Lymphknoten
Genitaluntersuchung	Frauen ab 20 Jahren einmal im Jahr	Beratung, Erhebung der Vorgeschichte, gynäkologische Tastuntersuchung, Krebsabstrich und zytologische Untersuchung, Untersuchung des Muttermunds
Brustuntersuchung	Frauen ab 30 Jahren einmal im Jahr	Abtasten der Brust und der umgebenden Lymphknoten, Anleitung zur Selbstuntersuchung, Beratung, Krankheitsgeschichte
Mammografie-Screening	Frauen ab 50 bis zum Ende des 70. Lebensjahrs alle zwei Jahre	Beratung, Information, Röntgen der Brüste, Teilnahme an einem anerkannten Brustkrebs-Früherkennungsprogramm
ZAHNVORSORGE		
Zahnvorsorge-Untersuchungen	ab 18 Jahren einmal pro Kalenderhalbjahr	Allgemeine Zahnuntersuchung, Zahnsteinentfernung (einmal pro Jahr), Röntgenuntersuchung, Untersuchung des Zahnfleischs (Praxisgebühr wird nur bei erforderlicher Behandlung fällig)

Auch die Kosten für die Schwangerenvorsorge und viele Impfungen werden von der Kasse übernommen.

DER RUNDUM-CHECK

Konkret kann ein sinnvoller Rundum-Check
bei uns oder Ihrem Arzt so ablaufen, wie
im Folgenden geschildert. Dabei muss im
Einzelfall beurteilt werden, ob es noch eine
Vorsorgeuntersuchung ist oder bereits eine
Krankenbehandlung:

Für mich ist es vor einer Behandlung
zunächst einmal wichtig, Ihre Vorgeschichte
und Ihre bisherigen Krankheiten, aber auch die
Ihrer Eltern und Geschwister zu kennen. Dann
interessieren Ihre gegenwärtigen Beschwerden
und Krankheiten, Ihr Gewichtsverlauf, Ihre Medikamente, Ihr Stressniveau, wie Sie mit Stress
umgehen, wie Sie schlafen, Ihr Bewegungsverhalten und wann Sie welche Nahrungsmittel
zu sich nehmen. Bei Übergewicht führen Sie
von da an eine Woche Protokoll: In welcher
Situation essen Sie was und warum? Wie ging
es Ihnen im Augenblick des Essens? Oft lasse
ich den Fragebogen zum biologischen Alter
ausfüllen, s.o.

KÖRPERLICHE UNTERSUCHUNG

Schon bei der Betrachtung des Patienten erkennt ein Arzt in der Regel, wie es ihm geht.
Hier fallen z.B. Haltungsschwächen infolge
untrainierter Rumpfmuskulatur, ein verän-
dertes Gangbild und Muskelverkürzungen
auf. Das Abhören von Herz und Lunge kann
bereits vor allen technischen Untersuchungen
Aufschluss über deren Funktion geben. Das
Abtasten und Abhören des Bauches vermittelt
einen Eindruck über Lebergröße, Zustand der
Gallenblase und Verdauung.

GELENKE UND REFLEXE

Gelenke und Reflexe checken: Sind Gelenke
oder Bänder vorgeschädigt? Dann müssen
Sie bei der zu wählenden Sportart darauf
Rücksicht nehmen und vielleicht erst zur
Physiotherapie gehen, um mit gezielten
Übungen diese Schwachstellen zu stärken.

BAUCHUMFANG

Bauchumfang messen: Liegt der Bauchumfang bei Frauen über 88 Zentimetern und
bei Männern über 102 Zentimetern, sollte
der bisherige Lebensstil dringend überdacht
werden. Denn die Zuckerkrankheit droht mit
erhöhter Wahrscheinlichkeit. Eine amerika-
nische Studie zeigte 2005, dass Männer
mit einem Bauchumfang zwischen 102 und
158 Zentimeter zwölfmal (!) so häufig von
einem Diabetes Typ II betroffen waren
als Männer, bei denen die Werte zwischen
74 und 86 Zentimeter lagen. *(Bauchumfang-
messung siehe Seite 54)*

BODY-MASS-INDEX

Der Body-Mass-Index (BMI) hingegen gibt
nur einen groben Überblick über das Gesundheitsrisiko, das ein Mensch eingeht. Es
handelt sich bei ihm um eine Verhältniszahl
aus Gewicht und Größe (Gewicht/Größe in
Metern zum Quadrat). Dabei bleibt jedoch
unberücksichtigt, ob das Gewicht aufgrund
der Muskelmasse (bei Sportlern z.B.) oder
aufgrund der Fettmasse hoch ist. *(weitere
Erläuterungen siehe Seite 49)*

ARM-BEIN-INDEX

Blutdruckmessung im Liegen an Armen und Beinen. Liegen Durchblutungsstörungen im Bereich der Arterien vor?

LUNGENFUNKTION

Können Sie genug Luft einatmen und schnell genug wieder ausatmen? Leiden Sie an Asthma oder den Folgen des Rauchens? Oder können Sie aufgrund von Übergewicht nicht genug Luft einatmen?

KÖRPERZUSAMMENSETZUNG

Körperzusammensetzung analysieren: Wie viel Fett- und wie viel Muskelmasse sind wo im Körper verteilt? Fettgewebe im Bauch ist besonders gefährlich. Pro vier Kilogramm Körperfett zu viel verdoppelt sich Ihr Diabetesrisiko. Wir überprüfen die Körperzusammensetzung während unseres Gesundheit-ist-Balance-Programms alle zwei Wochen, damit Sie sehen können, ob alles in die gewünschte Richtung läuft.

BLUTWERTE

Blutzucker (nüchtern) und HBa1c (Blutzuckerlangzeitgedächtnis), HOMA-Index (nüchtern Insulin und nüchtern Blutzucker), Homocystein (ein indirekter Check der Versorgung mit Vitamin B6, B12 und Folsäure), TSH, fT3 und fT4 (Schilddrüse, wichtig auch bei Übergewicht), großes Blutbild, Gesamteiweiß (Eiweißversorgung), Leber- und Nierenwerte, Cholesterin („gutes" und „schlechtes": HDL und LDL),

Triglyceride (Fettwerte), Harnsäure und Selen. Zur Krebsvorsorge kann noch das PSA (Prostataspezifisches Antigen), bei Verdacht auf Herzmuskelschwäche auch das NT-proBNP bestimmt werden.

STUHL UND URIN

Der Stuhl wird auf krebstypische Enzyme (M2PK) untersucht. Speziell bei Rauchern ist es sinnvoll, das Blasenkrebsrisiko im Urin zu bestimmen (NMP22).

DR. KURSCHEID RÄT:

HARNSÄURE

Harnsäure bildet sich beim Abbau von Zellkernen, die vor allem in Aufschnitt und Fleisch enthalten sind. Zu viel Harnsäure kann zum Gichtanfall führen. Behandlungstipp: Ihr Harnsäurewert ist erhöht? Der Arzt rät Ihnen zu einem Medikament? Versuchen Sie vorher nach Absprache mit ihm Folgendes: 1. Trinken Sie mehr, das verdünnt die Harnsäure und erleichtert der Niere die Arbeit. 2. Essen Sie weniger Aufschnitt und Fleisch, dadurch fällt weniger Harnsäure an. 3. Trinken Sie weniger Alkohol, da er die Ausscheidung hemmt und die Produktion erhöht. Bier ist in diesem Fall ungünstiger als Wein.

HOMOCYSTEIN

Homocystein wird in vermehrtem Maß gebildet, wenn die Vitamine B6, B12 und Folsäure nicht in Form von Gemüse und Obst zugeführt werden. Vitamintabletten betreiben hier nur Kosmetik: Sie senken zwar den Homocysteinspiegel, das Herz-Kreislauf-Risiko jedoch bleibt.

Der Wert des Homocysteins (eine Aminosäure) sollte acht Mikromol pro Liter Blut nicht überschreiten.

CHOLESTERIN

HDL ist das „gute" Cholesterin, der Gefäßputzer, von dem man viel haben sollte, am besten so um die 60 mg/dl. Es steigt durch Sport, Ballaststoffe, Obst und Gemüse sowie ungesättigte Fette. Das LDL ist das „böse" Cholesterin, das die Gefäße verstopfen kann. Davon sollten Sie möglichst wenig im Blut haben. Die Werte werden gesenkt durch alles, was das HDL erhöht.

LEISTUNGSFÄHIGKEIT

Die zentrale Untersuchung, die klärt, ob Herz-Kreislauf-System, Lunge und Muskeln unter Belastung gesund sind, ist die Spiroergometrie (Kombination aus Atemgasmessung und Belastungs-EKG). Um Ihre Sporttauglichkeit zu testen, helfen das übliche Ruhe-EKG und eine Lungenfunktion beim Hausarzt nicht weiter. Denn Sie wollen ja wissen, wie es Ihrem Körper *unter Belastung* geht.

Wie leistungsfähig sind Sie und welche Komponente (Muskeln, Herz oder Atmung)

begrenzt im Augenblick Ihre Leistung? Die Spiroergometrie kann auch die Frage klären, mit welcher Intensität Sie am besten trainieren, um die Fettverbrennung zu optimieren oder um sich sportlich zu verbessern *(Grafik: Regenerationsbereich, Grundlagenausdauer 1 und 2, Entwicklungsbereich, siehe Seite 127)*

Der Test wird auf dem Spiroergometrie-Fahrrad durchgeführt. Im Prinzip ist es ein Belastungs-EKG mit einer zusätzlichen, sehr aufwendigen Atemgasanalyse. Dabei wird gemessen, wie viel Sauerstoff Sie einatmen und wie viel verbrauchte Luft Sie ausatmen. Gleichzeitig wird Ihr Blutdruck überprüft und ein EKG abgeleitet, d. h. die Herzfunktion beobachtet. Die Spiroergometrie ist eine relativ neue Methode. Sie kann die Messung der Milchsäure (Laktat) im Blut ersetzen.

Wissenschaftliche Untersuchungen zeigen: Je mehr Sie hier leisten können und je fitter Sie sind, desto länger und besser leben Sie. Testen Sie sich!

KALORIENVERBRAUCHSMESSUNG

Es ist sehr hilfreich, zunächst einmal festzustellen, wie viele Kalorien der betreffende Patient normalerweise, also in seinem bisherigen Alltag, verbrennt. Diesen Kalorienverbrauch messen wir mit einer speziellen Kalorienmessuhr. Diese Uhr wird mindestens 24 Stunden am Oberarm getragen. Sie misst jede Bewegung und jeden Schritt, wie viel Sie liegen und wie viel Sie schlafen. Aus diesen Parametern wird der tatsächliche Kalorienverbrauch ermittelt. Zusammen mit den Ergebnissen der Spiroergometrie können wir dann ein Bewegungsprogramm sowie detaillierte Empfehlungen für die Ernährung ausarbeiten, damit die betreffende Person fortan mehr Kalorien verbrennt, als sie zu sich nimmt.

Zusätzlich ist noch eine Ruheumsatzmessung mittels der Atemgasanalyse möglich. Hierbei wird ermittelt, wie viel Kalorien Sie in Ruhe verbrennen: Dazu messen wir, wie viel Sauerstoff Sie im Liegen einatmen und wie viel verbrauchte Luft (CO_2) Sie ausatmen. Der Kalorienverbrauch ist umso höher, je mehr Muskelmasse Sie haben. Ein Kilogramm Muskeln verbrennt ca. 50 Kalorien am Tag, auch wenn Sie sich nicht bewegen. Muskeln helfen Ihnen also, schlank zu werden oder zu bleiben.

ULTRASCHALL-UNTERSUCHUNGEN

Je nach Patient sind folgende Ultraschall-Untersuchungen sinnvoll:

SCHILDDRÜSE

Über eine Untersuchung der Schilddrüse kann festgestellt werden, ob diese vergrößert ist oder z. B. Knoten vorliegen.

GEFÄSSVERKALKUNGSGRAD

Wird über die Intima-Media-Dicke, also an der Innenseite der Halsschlagader, gemessen. Dieser Wert gibt repräsentativ darüber Auskunft, wie hoch insgesamt die „Verkalkung" in Ihren Gefäßen, also Arterien und Venen, ist. Erhöht

bei Rauchern, Bewegungsmuffeln, Übergewichtigen und wenn Blutdruck, Blutzucker und Blutfettwerte erhöht sind.

INNERE ORGANE

Innere Organe (z. B. Leber): Zum Ausschluss einer Verfettung und zur Beurteilung der Gallenblase und der Nieren; Ausschluss von Zysten oder einer Verengung der zuführenden Arterien bei Bluthochdruck, Milz, Bauchschlagader; Ausschluss eines Aneurismas (Aussackung der Aorta), Beurteilung der Darmbewegungen etc.

HERZ

Herz (Herzecho): vor allem bei schon bestehendem Bluthochdruck oder Klappenfehlern, aber auch bei Übergewicht und Kurzatmigkeit.

Anhand all dieser Untersuchungsergebnisse kann Ihr behandelnder Arzt sehr exakt feststellen, ob Sie gesund und wie fit Sie sind. Besprechen Sie mit ihm, was für Sie persönlich die beste Strategie ist, Ihre Gesundheit zu erhalten oder zu verbessern.

Eins ist aber sicher: Es gibt fast keine Erkrankung, die nicht erheblich davon profitiert, dass Sie in Zukunft gesünder essen, Stress und Entspannung besser ins Gleichgewicht bekommen und sich vor allem regelmäßig bewegen. Die Effekte dieser Lebensumstellung können Sie mit keiner Tablette der Welt bewirken. Dazu in den folgenden Kapiteln mehr.

DR. KURSCHEID RÄT:
UNSERE VERNACHLÄSSIGTEN ZEHEN

Können Sie Ihre Zehen auseinanderhalten? Machen Sie den Test: Setzen Sie sich hin und schließen Sie die Augen. Nun bitten Sie jemanden, eine Ihrer Zehen zu berühren, am besten die zweite, dritte oder vierte Zehe. Sie müssen erraten, welche er berührt hat. Mit einer Wahrscheinlichkeit von 70 bis 80 Prozent können Sie diese drei Zehen nicht korrekt benennen, d. h. auseinanderhalten.

Das jedenfalls ist mir bei der Untersuchung von ca. 2000 Patienten aufgefallen. In der Fachliteratur ist diese mangelnde Unterscheidbarkeit („mangelnde Fähigkeit zur Diskriminierung", wie Mediziner sagen) bisher nicht beschrieben worden, und von daher findet sich auch keine Erklärung dazu. Meine ist folgende: Weil wir unsere Zehen nicht mehr zum Klettern und Greifen einsetzen, sondern „nur" noch zum Gehen, meist eingezwängt in Schuhwerk, ist es für unser Gehirn nicht mehr wichtig, diese Unterscheidungsfähigkeit aufrechtzuerhalten. Sie ist aber wieder lernbar. Stellen Sie sich diesen Verlust mal bei Ihren Händen vor. Kaum auszudenken! Es passiert auch nicht, da wir unsere Hände auch heutzutage noch intensiv feinmotorisch gebrauchen. In meinen Augen ein treffendes Beispiel dafür, dass alles, was nicht wichtig für das unmittelbare Überleben ist, sofort aus dem System herausfliegt, d. h., die Natur baut diese Fähigkeit ab. Ohne dass Sie es merken. Oder ist Ihnen das beschriebene Phänomen bisher aufgefallen?

DIE FETTMASSE ZÄHLT, WENIGER DAS GEWICHT

Die einfachste Form, sein Gewicht zu bestimmen, besteht darin, sich auf eine ganz normale Körperwaage zu stellen. Diese Waage misst das Gesamtkörpergewicht. Das wiederum setzt sich zusammen aus dem Gewicht der Organe, der Knochen, der Muskulatur und des Fettgewebes. Und das in etwa in der folgenden prozentualen Verteilung:

DIE VERTEILUNG DES GEWICHTS

Das Gesamtgewicht (bei Normalgewicht) setzt sich in der Regel zusammen aus zehn bis 30 Prozent Fettgewebe und 70 bis 90 Prozent fettfreiem Gewebe. Davon wiederum sind 80 bis 90 Prozent Muskulatur und zehn bis 20 Prozent Knochen und Organgewebe. Von Natur aus haben normalgewichtige schlanke Frauen einen relativ betrachtet höheren Körperfettanteil (15 bis 30 Prozent) als normalgewichtige schlanke Männer (zehn bis 20 Prozent), denn Frauen haben größere Fettdepots an Brust, Gesäß, Oberschenkeln und im Unterhautgewebe. Das hat einen sinnvollen genetischen Hintergrund:

So waren den Frauen in der Frühgeschichte der Menschheit längere „Wartezeiten" in der Höhle möglich, bis die Männer mit Beute wiederkamen, auch während Schwangerschaften und Stillzeiten konnte Nahrungsknappheit besser überbrückt werden. Das Fett musste nicht, wie beim Bauchfett der Männer, schnell zur Verfügung stehen.

Das erklärt in meinen Augen auch, warum Frauen heutzutage länger leben als Männer. Erstens sind sie offensichtlich genetisch besser angepasst, mit weniger Bewegung auszukommen (sie haben nicht mitgejagt), und zweitens hat ihr Körper die ungefährlichere Fettverteilung, jedenfalls bis zu den Wechseljahren *(siehe Seite 51 f. „Äpfel und Birnen")*.

ÜBERGEWICHT –
MUSKELN ODER FETT?

Wenn jemand mit Übergewicht zu mir kommt, beklagt er sich meist nicht über zu viel Muskelmasse. Was ihn oder sie stört, ist ein Zuviel an Körperfett. Hier greift der BMI als Index zu kurz: Er setzt nur das Gewicht in Relation zur Körpergröße. Daher misst man zusätzlich noch den Bauchumfang. In den letzten Jahren hat sich als exaktestes Messverfahren zudem noch die BIA-Messung *(siehe Seite 55 f)* zur Bestimmung des Fett- und Muskelanteils durchgesetzt. In geringerem Maß wächst bei einer Gewichtszunahme auch das Muskelgewebe, weil der schwerere Körper ja von den Beinen getragen werden muss, deren Muskulatur dann zulegt.

DIE FETT-MUSKEL-FORMEL DER GEWICHTSZUNAHME

Ab dem 30. Lebensjahr verlieren wir jährlich ein Prozent unserer Muskelmasse, weil wir uns weniger bewegen als zuvor. Was nicht gebraucht wird, baut die Natur ab, sie leistet sich keinen Luxus. Also verbrauchen wir auch weniger Kalorien. Wir essen aber häufig weiter wie bisher. Daher nehmen wir im Durchschnitt ca. 0,7 Kilogramm jährlich zu.

GEWICHTSZUNAHME VON ZEHN KILOGRAMM
Die normale Gewichtszunahme von Fettgewebe und Muskulatur erfolgt im Verhältnis 3:1.

ca. **2,5 kg** mehr Muskulatur

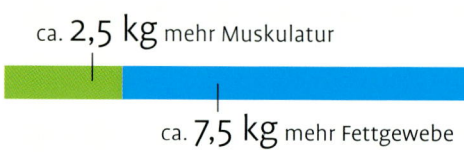

ca. **7,5 kg** mehr Fettgewebe

GEWICHTSABNAHME VON ZEHN KILOGRAMM
Die normale Gewichtsabnahme von Fettgewebe und Muskulatur erfolgt leider nur im Verhältnis 2:1.

ca. **3 kg** weniger Muskulatur

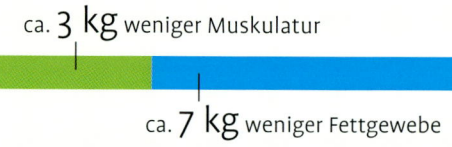

ca. **7 kg** weniger Fettgewebe

DER BMI: EINE WICHTIGE ORIENTIERUNGSFORMEL

Um das Gesamtkörpergewicht richtig interpretieren zu können, muss neben dem einfachen Gewicht auch die Körpergröße berücksichtigt werden, denn 80 Kilogramm sind z. B. für einen 1,90 Meter großen Mann etwas anderes als für einen, der 1,60 Meter misst. Bemühte man vor 40 Jahren noch die Formel: Körpergröße in Zentimeter minus 100 (später subtrahierte man davon noch weitere zehn Prozent), so zieht man heute zur Berechnung und Bewertung des Körpergewichts den von der WHO (Weltgesundheitsorganisation) empfohlenen Body-Mass-Index, den sogenannten BMI zu Rate, der vor ca. 20 Jahren von amerikanischen Versicherungsmathematikern entwickelt worden ist.

Der Body-Mass-Index wird errechnet, indem man sein Körpergewicht in Kilogramm durch die Körpergröße in Meter zum Quadrat teilt. Keine Sorge, das klingt komplizierter als es ist. Berechnen Sie nach der folgenden Formel Ihren persönlichen BMI – oder geben Sie Ihre Werte auf meiner Homepage unter der Rubrik Tests ein: www.dr-kurscheid.de. Dort erhalten Sie Ihr persönliches Ergebnis.

DIE BMI-FORMEL

$$\frac{\text{Gewicht in kg}}{(\text{Größe in m})^2} =$$

EIN BEISPIEL

Bei einem Gewicht von 80 Kilogramm und einer Größe von 1,75 Meter, beträgt ihr BMI:

$$\frac{80 \text{ kg}}{(1{,}75 \text{ m x } 1{,}75 \text{ m})} = 26 \text{ BMI}$$

Sie benötigten auch hier zur Berechnung Ihr genaues Körpergewicht und Ihre genaue Körpergröße. Es gibt auch zahlreiche Tabellen, mit denen Sie Ihren BMI ermitteln können.

DAS ERGEBNIS IST WIE FOLGT ZU INTERPRETIEREN:

Gewichtsgruppe	BMI
Untergewicht	kleiner als 18,5
Normalgewicht	18,5–25
Prä-Adipositas	25–29,9
Adipositas I	30–34,9
Adipositas II	35–40
Adipositas III	höher als 40

Behandlungsbedürftig ist eine Prä-Adipositas dann, wenn bereits Begleiterkrankungen wie Hochdruck, Cholesterin- oder Blutzuckererhöhungen vorliegen. Auf jeden Fall sollte ein Fortschreiten der Gewichtszunahme verhindert werden.

NORMALGEWICHT IST FÜR JEDES ALTER UND GESCHLECHT ANDERS

Welcher BMI für das einzelne Individuum nun aber wirklich ideal ist, d. h. aus medizinischer Sicht, welcher BMI statistisch gesehen die beste Gesundheit und die höchste Lebensdauer verspricht, hängt allerdings auch noch vom Alter, vom Geschlecht und von bereits bestehenden Erkrankungen ab. Da Muskeln schwerer sind als Fett und Männer in der Regel mehr Muskulatur aufweisen als Frauen, Frauen hingegen von Natur aus mehr Fettgewebe haben, darf der BMI eines Mannes generell höher sein.

Zudem haben Studien der jüngeren Vergangenheit erwiesen, dass sich das Normal- bzw. Idealgewicht mit zunehmendem Alter ändert. So weiß man heute, dass es – medizinstatistisch – von Vorteil ist, in jungen Jahren im Sinn einer hohen Lebenserwartung einen niedrigen BMI zu haben, mit zunehmendem Alter jedoch ein höherer BMI ein langes Leben verspricht. Im Sinn einer hohen Lebensdauer ist also eine lineare Zunahme des BMI-Normalgewichts mit zunehmendem Alter durchaus wünschenswert. Diesen Erkenntnissen zufolge wäre ein idealer BMI unter Berücksichtigung von Alter und Geschlecht wie folgt zu berechnen:

BMI-Normalgewicht für Frauen nach Alter

19–24 Jahre	19–24
25–34 Jahre	20–25
35–44 Jahre	21–26
45–54 Jahre	22–27
55–64 Jahre	23–28
65 Jahre und mehr	24–29

BMI-Normalgewicht für Männer nach Alter

19–24 Jahre	20–25
25–34 Jahre	21–26
35–44 Jahre	22–27
45–54 Jahre	23–28
55–64 Jahre	24–29
65 Jahre und mehr	25–30

DER BAUCHUMFANG

Für viele Leser dürfte der Zustand ihrer Körpermitte vermutlich einer der gewichtigeren Gründe dafür gewesen sein, dieses Buch zu kaufen. Doch nicht nur aus optischen Gründen ist ein dicker Bauch zu vermeiden. Mehr als nur der BMI sagt die individuelle Fettverteilung über das tatsächliche Gefahrenpotenzial Ihrer Fettdepots für Ihre Gesundheit aus, denn Fett ist nicht gleich Fett. Zum näheren Verständnis dieser Zusammenhänge sollten Sie vor dem Anlegen des Maßbands die folgenden neueren Erkenntnisse der Wissenschaft beherzigen.

FETTTYPEN – NICHT ÄPFEL MIT BIRNEN VERGLEICHEN!

Man unterscheidet mittlerweile drei verschiedene Arten von Fettdepots, die an jeweils anderen Körperzonen liegen und die die Gesundheit in unterschiedlichem Maß gefährden.

STAMMBETONTES
FETTVERTEILUNGS-
MUSTER
(APFELTYP)

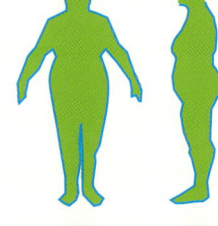

UNSPEZIFISCHES
FETTVERTEILUNGS-
MUSTER

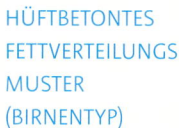

HÜFTBETONTES
FETTVERTEILUNGS-
MUSTER
(BIRNENTYP)

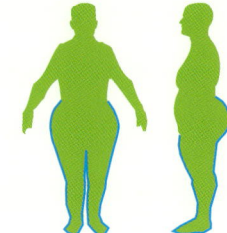

MUSKELZELLENFETT

Der Mensch verfügt auch in den Muskeln über Fettdepots. Dies ist eine recht neue Erkenntnis. Sie galt, als man sie mittels modernster Analysemethoden um die Jahrtausendwende nachweisen konnte, als eine kleine wissenschaftliche Sensation. Diese Fettdepots in den Muskeln funktionieren wie kleine Kraftwerke, die abrufbare Energie für Kraft- und Ausdauerleistungen von 90 bis 120 Minuten zur Verfügung stellen.

Da sie meist nicht mehr geleert werden, wandern die Kalorien der nächsten Mahlzeit direkt auf die Hüften.

FETT IM UNTERHAUTGEWEBE – DER BIRNENTYP

Diese Fettdepots sind besonders gefürchtet und äußerst unbeliebt – vor allem unter ästhetischen Aspekten. Sie lagern sich nämlich vor allem unter der Haut, am Po und an den Oberschenkeln ab, weshalb man bei diesem Fettverteilungsmuster auch gerne vom Birnentyp spricht.

Die Haut an den genannten ästhetischen Problemzonen (aber auch an der Rückseite der Oberarme sowie im Nacken-Schulter-Bereich) ist sehr elastisch und kann gewaltige Fettmengen aufnehmen. Dieses Fettverteilungsmuster liegt statistisch gesehen besonders häufig bei Frauen vor.

Die Fettdepots im Unterhautgewebe bauen sich nur langsam ab, weil sie ursprünglich dazu angelegt wurden, relativ lange zu halten. Die gute Meldung: Ein leichtes bis mäßiges

Übergewicht (BMI 25–30) ist beim Birnentyp in der Regel medizinisch unbedenklich. Stellt sich der Hormonhaushalt der Frau nach den Wechseljahren um, wandelt sich aber auch das Fettverteilungsmuster in Richtung des für die Gesundheit bedenklicheren Apfeltyps.

DAS INNERE BAUCHFETT –
DER APFELTYP

Die bedenklichste Form der Fetteinlagerung ist die im Bauchbereich. Diese Fettdepots im Bauchraum lagern sich vor allem um die inneren Organe an, was zu einem ganz typischen Fettverteilungsmuster führt, das man auch als Apfeltyp beschreibt. Den Apfeltyp findet man vor allem bei Männern, lediglich 20 Prozent der Frauen weisen dieses stammbetonte Fettverteilungsmuster auf, vor allem nach den Wechseljahren, wenn sich die Hormone umgestellt haben.

Dieser Brennstofftank im Bauchraum ist entwicklungshistorisch betrachtet dazu angelegt, Energie sehr schnell freisetzen zu können. Fatalerweise werden diese Energiedepots vom modernen Menschen, der statt zu jagen hinterm Lenkrad und hinterm Computerbildschirm hockt, heute nicht mehr benötigt. Also sammeln sie sich permanent an, werden aber nicht mehr abgerufen. Nun mag man über individuelle Vorlieben diskutieren, ob ein Mann oder eine Frau mit einem Bäuchlein oder auch einem Bauch – vor allem auch für das andere Geschlecht – attraktiv ist oder eben nicht. Übergewicht ist aber nicht nur ein ästhetisches oder kosmetisches Problem, sondern vor allem ein gesundheitliches.

GEFAHRENPOTENZIAL
BAUCHFETT

Das Fett im Bauchraum ist kein harmloser Energiespeicher. Es ist vielmehr, wie man erst seit geraumer Zeit weiß, ein hormonell hoch aktiver Gewebebestandteil. Damit ähnelt es einem Organ, das ähnlich einer Drüse eine Menge Botenstoffe produziert, die wiederum Einfluss nehmen auf andere Organe. Das Bauchfett ist also intensiv am Stoffwechsel des Körpers beteiligt. Die Auswirkungen – wie das Voranschreiten der Verkalkung der Blutgefäße (Arteriosklerose) und die damit steigende Gefahr eines Herzinfarkts und eines Schlaganfalls sowie die Entstehung eines Diabetes Typ II – sind leider in erster Linie schädlich. Drei Gründe sind hervorzuheben:

GRUND 1
FETTSTOFFWECHSELSTÖRUNG

Das Fett im Bauchraum setzt permanent gespeicherte Fettsäuren frei, die eine schädliche Wirkung auf den gesamten Fettstoffwechsel haben. Die Folge: Der Cholesterinspiegel steigt (genauer: das „gute" HDL-Cholesterin, der „Gefäßputzer", sinkt, das „schlechte" LDL-Cholesterin steigt) ebenso wie die Triglyzeridwerte, was das Entstehen von (entzündlichen) arteriosklerotischen Plaques (Ablagerungen an der Gefäßinnenwand, die zum Gefäßverschluss führen können) fördert.

GRUND 2
CHRONISCHE ENTZÜNDUNG

Im Fettgewebe von Adipösen kommt es offenbar zu einer massiven Freisetzung von Substanzen, die das entzündliche Geschehen an den Gefäßinnenwänden, das wiederum den Aufbau von Plaques forciert, vorantreiben und damit die Arteriosklerose fördern. Zwei Signalstoffe, die im Fettgewebe produziert werden, spielen hierbei eine besondere Rolle. Der eine (Adiponektin) wirkt normalerweise entzündungshemmend und wird bei Normalgewichtigen in ausreichender Menge produziert. Je mehr Bauchfett sich jedoch einlagert, desto weniger dieses segensreichen Stoffes wird produziert. Seine schützende Wirkung entfällt. Der andere Signalstoff heizt Entzündungsprozesse in den Arterienwänden besonders an, indem er körpereigene Reparaturprozesse verhindert. Und dieser Signalstoff wird mit zunehmendem Bauchfett in immer größerer Menge produziert. Ein Prozess, bei dem die Elemente sich gegenseitig hochschaukeln. Die Folge all dieser Stoffwechselstörungen ist in der Regel, dass die Plaques irgendwann von der Blutgefäßwand platzen, an einer anderen engen Stelle hängen bleiben und diese verstopfen. Wenn dann ein Blutgefäß, das Herz oder Hirn versorgt, auf diesem Weg verschlossen wird, sind ein Herzinfarkt oder ein Schlaganfall die Folge.

Einer kalifornischen Studie mit 100.000 Männern und Frauen zufolge hatte die Gruppe mit dem größten Bauchumfang ein gut 40 Prozent höheres Risiko, an einer Herzkrankheit zu erkranken, als die Mitglieder der schlanksten Gruppe.

GRUND 3
DIABETES TYP II

Die im Bauchfettgewebe freigesetzten entzündlichen Substanzen sind neuesten Erkenntnissen zufolge auch mit dafür verantwortlich, dass sowohl Insulin produzierende Zellen zerstört werden als auch die Sensivität der Insulinrezeptoren in Muskeln und Leber, also jener Rezeptoren, die den Blutzuckerspiegel helfen einzupegeln, gesenkt wird. Dem von der Bauchspeicheldrüse produzierten Insulin gelingt es dann nicht mehr, über diese Rezeptoren die Nährstoffe in die Zellen einzuschleusen. Die Folge ist ein Überangebot an Nährstoffen im Blut. Daher versucht der Körper über vermehrte Insulinausschüttung, die Brennstoffe mit Gewalt in die Zellen zu drücken, was aber nur teilweise gelingt. Im schlimmsten Fall kommt es im weiteren Verlauf erst zu einer zahlenmäßigen Abnahme der Insulinrezeptoren und dann zu einer mangelnden Insulinwirkung mit der Folge eines permanent erhöhten Blutzuckerspiegels. Dieses Krankheitsbild nennt man Diabetes Typ II oder Altersdiabetes. Der Patient wird davon im ungünstigsten Fall insulinbedürftig.

Alles in allem erkranken übergewichtige Menschen mit einem großen Bauchumfang statistisch weitaus öfter als Normalgewichtige an Diabetes, Bluthochdruck und Fettstoffwechselstörungen (was man in seiner Gesamtheit als sogenanntes metabolisches Syndrom bezeichnet, siehe Kapitel 3), an Gicht und sogar an bestimmten Krebsarten. Andererseits sollten diese Erkenntnisse kein Grund sein, zu verzweifeln, denn gerade das Bauchfett ist durch Bewegung und eine vernünftige Ernährung besonders gut in den Griff zu bekommen. Und mit jedem

Zentimeter weniger Bauchumfang sinken die Risiken, an einem der genannten Symptome zu erkranken.

Durch eine Änderung Ihres Verhaltens ist es tatsächlich möglich, 70 Prozent aller Erkrankungen zu verhindern, zu lindern oder zumindest in ein höheres Lebensalter zu verschieben. Ob sie einen Herzinfarkt mit 60 oder mit 85 bekommen, macht für die meisten wohl einen erheblichen Unterschied. Wissenschaftliche Untersuchungen zeigen, dass viele rauchende, übergewichtige Patienten, die sich mit 60 auf den Vorruhestand freuen und dann endlich ihr Verhalten ändern wollen, damit häufig zu spät kommen. Sie haben dann die Quittung für ihren Lebensstil bereits erhalten. Warten Sie also nicht auf morgen! Reagieren Sie jetzt und heute. Wer sich heute keine Zeit für seine Gesundheit nimmt, muss sich später viel Zeit für seine Krankheiten nehmen.

DIE MESSUNG DES BAUCHUM-FANGS – SO FUNKTIONIERTS

Zur Messung des Bauchumfangs bedarf es lediglich eines einfachen Maßbands.

SO MESSEN SIE RICHTIG:

→ Vor dem Frühstück, unbekleidet, am besten vor dem Spiegel.
→ Im Stehen und mit freiem Oberkörper.
→ Führen Sie das Maßband an der dicksten Stelle gerade um den Bauch herum.
→ Achten Sie auf eine entspannte Atmung und messen Sie in leicht ausgeatmetem Zustand.

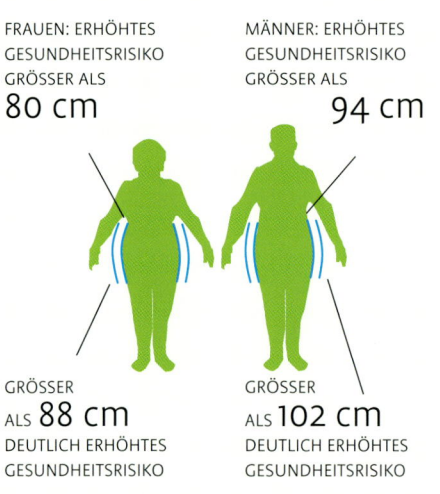

GRUNDSÄTZLICH GELTEN FÜR BEIDE GESCHLECHTER DIE FOLGENDEN WERTE

FRAUEN: ERHÖHTES GESUNDHEITSRISIKO GRÖSSER ALS
80 cm

MÄNNER: ERHÖHTES GESUNDHEITSRISIKO GRÖSSER ALS
94 cm

GRÖSSER ALS **88 cm**
DEUTLICH ERHÖHTES GESUNDHEITSRISIKO

GRÖSSER ALS **102 cm**
DEUTLICH ERHÖHTES GESUNDHEITSRISIKO

GESAMTFETTMESSUNG LEICHT GEMACHT

Dies ist die exakteste Methode, um entscheidende Aussagen über den genauen Fettanteil und die Fettverteilung treffen zu können. Mit der sogenannten bioelektrischen Impedanz-Analyse oder auch Bioimpedanzanalyse (BIA) lässt sich das Verhältnis von Wasser, fettfreier Magermasse (vor allem Muskeln) und Körperfett feststellen. Dazu benötigt man eine im Handel erhältliche gute Körperfettwaage.

In der Waage befinden sich Hautelektroden, die über die nackten Hände und Füße einen schwachen, nicht spürbaren und völlig ungefährlichen Wechselstrom durch den Körper schicken (lediglich Personen mit einem Herzschrittmacher sollten diese Waagen meiden). Da Fett, Wasser und Magermasse unterschiedliche Widerstände gegen diesen Stromfluss aufbauen, vermag ein in der Waage eingebauter Mini-Computer aus den zurückfließenden Widerstandswerten das Verhältnis der drei unterschiedlichen Körpergewebe zueinander auszurechnen. Anhand des so ermittelten Körperfettanteils können Sie ablesen, ob er im Verhältnis tatsächlich zu hoch ist.

ALS GROBE RICHTWERTE GELTEN

Körperfettanteil

Normalgewicht	10–30 %
Übergewicht	30–45 %
extremes Übergewicht	mehr als 45 %

Körperfettwaagen für den privaten Hausgebrauch sind bei unzureichender Qualität jedoch nicht besonders präzise (bisweilen wird nur der Unterkörper ausgelotet). Hinzu kommt, dass Schwankungen im Wasserhaushalt wie krankheitsbedingte Wassereinlagerungen oder auch große Trinkmengen die Werte verzerren können. Auch das Aneinanderliegen der Schenkel, was bei besonders übergewichtigen Menschen häufig vorkommt und in der Natur der Sache liegt, kann das Messergebnis verfälschen. Sehr viel präziser arbeiten professionelle Waagen, wie sie ein Arzt, Ernährungsberater oder manchmal auch ein Fitnesscenter einsetzen.

MOTIVATION DURCH BIA

Ob ein Mensch übergewichtig ist, sieht man in der Regel auf den ersten Blick. Mithilfe der oben besprochenen Checks kann man ein Übergewicht präzise dokumentieren, qualifizieren und interpretieren. Die BIA (Bioimpedanzanalyse) vermag die Ergebnisse all dieser Messmethoden noch ein wenig stärker zu differenzieren. So weist beispielsweise ein durchtrainierter Körper einen höheren BMI auf als ein untrainierter, weil Muskeln mehr wiegen als Fett. Hier kann die BIA für Aufklärung sorgen und feststellen, wie hoch der Fettanteil des Gesamtgewichts tatsächlich ist.

Der größte Vorteil der BIA besteht jedoch darin, dass man mit ihrer Hilfe Entwicklungen sichtbar und nachvollziehbar machen kann, die sich auf den ersten Blick manchmal nicht erschließen. Ich erlebe tagtäglich in meiner Praxis, dass sich trotz eines über mehrere Wochen absolvierten Trainingsprogramms und einer begleitenden Ernährungsumstellung das Gesamtgewicht eines Patienten nicht oder nur marginal nach unten bewegt. Die Folge ist in der Regel eine nachvollziehbare große Enttäuschung, die bei so manchem Patienten reflexartig dazu führen kann, ernsthaft zu erwägen, das gesamte Programm wieder abzubrechen und sich „in sein Schicksal" zu ergeben: „Es hat ja doch alles keinen Zweck", ist in der Regel der resignierende Kommentar.

Genau dann erweist sich die BIA als besonders wertvoll. Mit ihr kann ich in dieser entscheidenden Situation den Patienten davon überzeugen, dass das bisher absolvierte

Programm doch große Erfolge erzielt hat. Die BIA beweist nämlich in den meisten dieser Fälle, dass sich bei gleich bleibendem Körpergewicht das Verhältnis der Körpergewebe verschoben hat: Das Körperfett ist weniger geworden und die Muskelmasse hat zugenommen. Und dies ist in der Tat ein großer Erfolg und die Basis, auf der sich im weiteren Verlauf eine Gewichtsreduzierung einstellen wird. Denn die Zunahme an Muskeln ist gleichzusetzen mit einer Zunahme an Brennstoffzellen, in denen die täglich zugeführte Nahrungsenergie einerseits und die Fettdepots andererseits in Zukunft sehr viel effizienter verbrannt werden *(siehe Seite 90ff.)*.

Von der Energie, die in einem Kilogramm Körperfett gespeichert ist, können Sie ca. vier Tage zehren. Mit z. B. 30 Kilogramm gespeichertem Fett könnten Sie theoretisch 120 Tage lang überleben, ohne etwas zusätzlich zu essen (bitte nicht im Selbstversuch überprüfen). Vielleicht hilft Ihnen dieses Bild, wenn Sie wieder einmal denken: Wenn ich jetzt nichts zu essen bekomme, sterbe ich vor Hunger – keine Angst!

Im nächsten Kapitel lesen Sie, warum uns der heutige Lebesstil krank machen kann und was dabei im Körper passiert. Eine individuelle Einschätzung können wir hier natürlich nicht geben, aber die erhalten Sie von Ihrem behandelnden Arzt.

WOHLSTAND MACHT KRANK: DAS METABOLISCHE SYNDROM UND ANDERE FOLGEN

+

3

Uns geht es so oft schlecht, weil es uns so gut geht. Daher heißt das metabolische Syndrom auch Wohlstandssyndrom. Dem alljährlich veröffentlichten Bundesgesundheitsbericht zufolge steht ein Großteil der häufigsten Krankheiten in Zusammenhang mit der Ernährung. Und eines der größten ernährungsbedingten Probleme ist die Zunahme der übergewichtigen bzw. adipösen Menschen. Der Nationalen Verzehrsstudie 2008 zufolge sind aktuell 66 Prozent aller Männer und 51 Prozent aller Frauen in Deutschland übergewichtig, d. h., ihr BMI liegt über 25. Der Anteil der Adipösen (BMI über 30) beträgt bei Männern ca. 21 Prozent, bei Frauen ca. 19 Prozent.

DAS WOHLFÜHLGEWICHT TRÜGT – INFARKT UND SCHLAGANFALL ALS FOLGE VON ÜBERGEWICHT

Diesen alarmierenden Zahlen steht die Erfahrung in meiner Praxis gegenüber, dass sich viele Menschen mit ihrem Übergewicht lange Zeit gar nicht unwohl gefühlt haben. Im Gegenteil: Sie empfanden über viele Jahre hinweg ihr Übergewicht als „Wohlfühlgewicht". Und das ist auch in gewisser Weise nachvollziehbar, denn bis sich die ersten Befindlichkeitsstörungen oder krankhaften Symptome einstellen, vergehen bisweilen viele Jahre. Die typischen Folgeerkrankungen schlagen auch nicht mit einem Mal und plötzlich zu. Sie kommen eher schleichend daher. So kann man mit einem erhöhten Blutzuckerspiegel, einer Vorstufe des Diabetes, jahrelang symptomlos leben. Und weil man nichts spürt, wiegt man sich in Sicherheit.

Doch die medizinischen Statistiken sprechen eine ganz andere Sprache: Ab einem BMI von 30 darf man getrost davon ausgehen, dass sich irgendwann Folgeerkrankungen des Übergewichts einstellen, wie z. B. Bluthochdruck, Fettstoffwechselstörungen und erhöhte Blutzuckerwerte – und in der Konsequenz dann Diabetes und eine zunehmende Verkalkung der Arterien (Arteriosklerose), die dann wiederum zu Herzinfarkt oder Schlaganfall führen kann. Und dies umso mehr, wenn man auch noch familiär, also erblich vorbelastet ist.

Diese Folgeerkrankungen zählen durchaus zu den typischen Zivilisationskrankheiten: Etwa jeder zweite Mensch stirbt in Deutschland an Herz-Kreislauf-Erkrankungen wie Herzinfarkt oder Schlaganfall. Der Schlaganfall ist zudem der häufigste Grund für eine Pflegebedürftigkeit, und Schätzungen zufolge leiden mittlerweile 7 bis 8 Millionen Menschen an einem Diabetes (davon 80 bis 90 Prozent an Diabetes Typ II, siehe Seite 53). Der sogenannte „Altersdiabetes" müsste umbenannt werden. Er tritt heutzutage infolge der andauernden „Kalorienvergiftung" schon häufig im Alter von 15 auf! Unser Körper ist im Vergleich zum Auto ein hochkomplexes System. Beim Auto wissen wir: Wenn wir zu viel tanken, läuft der Tank über, wenn wir statt Benzin Diesel tanken, geht der Motor kaputt. Unser Körper reagiert da zwar etwas nachsichtiger, aber auch nicht auf Dauer. Kurzfristig vertragen wir fast jeden „Treibstoff". Langfristig führt ein Zuviel an falscher Ernährung zu Störungen, also Krankheiten im System Mensch. Eine typische Vorstufe dieser Erkrankungen ist das sogenannte metabolische Syndrom, dessen Auftreten in den westlichen Industrieländern rasant zunimmt. Man geht Studien zufolge davon aus, dass mittlerweile rund ein Viertel der westlichen Bevölkerung im Lauf des Lebens Anzeichen für ein metabolisches Syndrom, kurz MetSyn, aufweist. Je wohlhabender eine Nation wird, desto mehr schlägt sich dies auch auf den Hüften nieder.

METABOLISCHES SYNDROM: DAS TÖDLICHE QUARTETT

Die Risikofaktoren für das metabolische Syndrom nennt man auch kurz die vier B oder das tödliche Quartett, wobei das Bauchfett der Chef der Bande, bestehend aus erhöhtem Blutzucker, erhöhten Blutfetten und Bluthochdruck, ist.

Mindestens drei der fünf im Folgenden aufgeführten Kriterien müssen erfüllt sein, um die Diagnose „metabolisches Syndrom" stellen zu können:

KRITERIUM 1
STAMMBETONTES ÜBERGEWICHT (APFELTYP) BZW. ADIPOSITAS

Dies ist der Fall, wenn der Taillenumfang einer Frau größer als 88 Zentimeter ist, der Taillenumfang eines Mannes größer als 102 Zentimeter.

Für das metabolische Syndrom ist der BMI als Berechnungsgrundlage weniger von Bedeutung als der Bauchumfang, weil das Bauchfett ein hormonell hoch aktiver Gewebebestandteil ist, der ursächlich an Fettstoffwechselstörungen und der Verkalkung der Blutgefäße beteiligt ist *(siehe Seite 46)*.

KRITERIUM 2
DIABETES TYP II (ODER VORSTUFE: INSULIN-RESISTENZ, HOHER BLUTZUCKERSPIEGEL)

Das Kriterium für die Diagnose ist in diesem Fall ein Nüchternblutzucker höher als 100 mg/dl, wobei mg Milligramm bedeutet und dl Deziliter, also 100 Milliliter.

Bei einem BMI von 30 besitzt man ein 20-fach höheres Risiko, an Diabetes zu erkranken, als bei einem BMI, der sich im gesunden Bereich bewegt. Man kann es auch anders ausdrücken: Fast alle Adipösen, nämlich 80 Prozent, bekommen irgendwann einen Diabetes! Und adipöse Diabetiker wiederum haben ein siebenfach höheres Risiko, vorzeitig zu sterben. Weil Übergewicht und Diabetes so eng miteinander verzahnt sind, heißt der Komplex im englischsprachigen Raum auch Diabesity (von Diabetes und Obesity = Fettleibigkeit).

Die vor allem im Bauchfettgewebe freigesetzten Botenstoffe bewirken im Zusammenspiel mit Bewegungsmangel und einer permanenten Überflutung des Stoffwechsels mit Nährstoffen durch eine quantitative und qualitative Fehlernährung eine permanent erhöhte Insulinproduktion und schließlich eine mangelnde Insulinwirkung (Insulin baut im Normalfall Blutzucker ab) mit der Folge erhöhter Blutzuckerwerte.

Der erhöhte Insulinspiegel bewirkt unter anderem auch eine Verminderung des Schlafhormons Melatonin, was wiederum einen schlechten Schlaf zur Folge hat. So wird die Produktion des Wachstumshormons behindert, das normalerweise während der Nacht die Fettverbrennung ankurbelt. Warum gerade Zucker und Weißmehl diesen Vorgang beschleunigen, lesen Sie auf Seite 90/91 im Kapitel 5.

KRITERIUM 3
BLUTHOCHDRUCK

Von Bluthochdruck spricht man, wenn der systolische bzw. diastolische Werte höher als 130 bzw. 85 mmHg ist. Der systolische, höhere Wert gibt Auskunft über den Druck, der bei der Kontraktion des Herzens entsteht. Er ist als Pulswelle tastbar. Der diastolische, niedrigere Wert ist der Grunddruck der Arterien. Der Hintergrund dieser Messungen ist folgender: Das

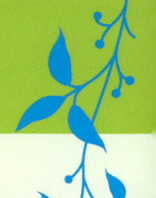

Herz eines übergewichtigen Menschen muss deutlich mehr leisten als das eines Normalgewichtigen. Bei Fettleibigkeit funktioniert die Wasser- und Natriumausscheidung nicht in der gewohnten Weise. Dies führt zu einer Zunahme des Blutvolumens und damit zu einer Erhöhung des Blutdrucks. Im Bauchfettgewebe werden zudem Substanzen freigesetzt, die an der Verengung der Blutgefäße mitwirken, was zu erhöhten Blutdruckwerten führt. Ein potenzielles Herzinfarktrisiko wächst vor allem mit der Zunahme des Bauchumfangs.

KRITERIUM 4
FETTSTOFFWECHSELSTÖRUNG

Darunter versteht man eine Störung des Cholesterinstoffwechsels und/oder eine Erhöhung der Triglyceride (ein anderer Blutfettwert) über 150 mg/dl. Beides lässt die Gefäße schneller altern und bereitet so den Boden für vorzeitigen Herzinfakt und Schlaganfall.

Fett löst sich normalerweise nicht in Wasser – es schwimmt bekanntermaßen obenauf. Ähnliches würde im Blut passieren, das zu 50 Prozent aus Wasser besteht. Also bindet sich das Cholesterin an Lipoproteine, die es transportieren. Solche sind z. B. das sogenannte HDL („gutes Cholesterin", der Gefäßputzer) und das LDL („schlechtes Cholesterin").

Das HDL sollte möglichst hoch liegen: am besten weit über 40 mg/dl. Das LDL sollte möglichst niedrig liegen: am besten unter 160 mg/dl. Cholesterin hat im Übrigen viele gute Seiten: als wichtiger Baustoff des Körpers kommt es in fast jeder Zellwand vor und ist Grundstoff für viele Hormone.

GUTE WERTE

Triglyceride	< 150 mg/dl
HDL	> 40 mg/dl
LDL	< 160 mg/dl

Das Problem des metabolischen Syndroms besteht darin, dass jede einzelne Erkrankung für sich genommen bereits eine Gefahr für die Gesundheit des Herz-Kreislauf-Systems darstellt, das *gemeinsame* Auftreten die Gefahren für Herzinfarkt und Schlaganfall aber erheblich erhöht – zusätzlich potenzieren sich die Gefahren: Ein erhöhter Blutdruck in Kombination mit einem erhöhten Cholesterinspiegel ergibt kein doppeltes Herz-Kreislauf-Risiko, sondern ein vierfach erhöhtes. Die Konsequenz solcher Laborwerte muss eine „Lebensstilveränderung" sein. Und wenn diese keine Erfolge zeitigt, muss eine Behandlung mit Medikamenten durchgeführt werden, die Blutdruck und Cholesterin niedriger einstellt als beim gesunden Menschen.

KREBSRISIKO UND LEBENSERWARTUNG

Neben den oben aufgeführten Risiken des metabolischen Syndroms und seinen dramatischen Folgen steigt mit einem Übergewicht neben der Anfälligkeit für Gicht (erhöhte Harnsäurewerte im Blut), für Gallensteine (Folge zu hoher Cholesterinwerte wegen Fehlernährung) und für gewichtsbedingte Haltungs- und Gelenkschäden vor allem bei Frauen das Risiko, an bestimmten Krebsarten zu erkranken. Der genaue

Zusammenhang ist von der Wissenschaft bisher noch nicht hinlänglich erforscht worden. Die Fehlregulation des Zellwachstums scheint bei übergewichtigen Frauen in einem Zusammenhang mit der Menge des Fettgewebes zu stehen. Der Grund liegt vermutlich in der Tatsache begründet, dass im Fettgewebe weibliche Hormone (Östrogene) produziert werden. Die Gefahr, an Tumorarten zu erkranken, deren Entstehung östrogenabhängig ist (Brustkrebs, Krebs der Gebärmutterschleimhaut), ist deshalb deutlich erhöht.

Aber auch andere Tumorarten wie die des Dickdarms, der Nieren, der Gallenblase und der Speiseröhre kommen bei übergewichtigen Menschen häufiger vor als bei normalgewichtigen. Die „Million Women Study" aus England hat 1,2 Millionen Frauen über fünf Jahre lang beobachtet. Stieg der BMI einer Teilnehmerin um zehn Einheiten, so stieg auch die Zahl der bösartigen Erkrankungen gegenüber denen jener Probanden, die schlank blieben. Metabolisches Syndrom, ein erhöhtes Krebsrisiko, aber auch die Tatsache, dass bei Übergewichtigen das Operationsrisiko ebenso wie das statistische Unfallrisiko höher ist – aus all dem resultiert die bedauerliche, aber nicht weiter verwunderliche Erkenntnis, dass die Lebenserwartung von übergewichtigen Menschen mit jedem Kilo deutlich sinkt. Wie stark sie sinkt, hängt natürlich auch davon ab, wie lange hohes Übergewicht besteht und ob und wie lange bereits Folgeerkrankungen vorliegen. Doch generell lässt sich feststellen, dass ab einem BMI von 30 die Sterblichkeit deutlich zunimmt, die Lebenserwartung also kürzer ist.

Wie die Grafik zeigt, haben sehr schlanke Menschen mit einem BMI unter 22,5 auch ein erhöhtes Sterberisiko. Hinter all diesen Zahlen stehen aber

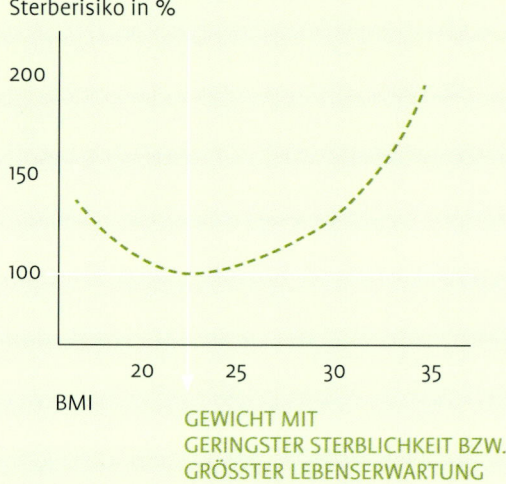

ZUSAMMENHANG ZWISCHEN
ÜBERGEWICHT UND LEBENSERWARTUNG

Sterberisiko in %

200

150

100

20   25   30   35

BMI

GEWICHT MIT
GERINGSTER STERBLICHKEIT BZW.
GRÖSSTER LEBENSERWARTUNG

konkrete Patientenschicksale und Leidensgeschichten. Das wird allzu oft verdrängt. Begünstigt wird diese Verdrängung dadurch, dass die betroffenen Patienten im öffentlichen Leben nicht so oft wahrnehmbar sind. Stark übergewichtige Menschen gehen seltener vor die Tür. Kommen Erkrankungen wie Schlaganfall oder Herzinfakt hinzu, verbringen diese Menschen zwangsläufig mehr Zeit in Krankenhäusern und Reha-Kliniken und weniger dort, wo man sie sehen könnte: in Schwimmbädern, auf öffentlichen Plätzen und in Geschäften. Sie verschwinden aus dem öffentlichen Bewusstsein – und mit ihnen die ständige Mahnung an uns, es nicht so weit kommen zu lassen. Daher denken viele Menschen, dass die Risiken übertrieben werden. „Mich wird es schon nicht treffen." Doch hier muss ich widersprechen: Es könnte Sie treffen, aber – das ist die gute Nachricht – sehr viel tun, um dies zu verhindern!

GESUNDHEIT IST BALANCE – STRESSMANAGEMENT UND ENTSPANNUNG

4

Wer mollig ist, ist ein Gemütsmensch, ausgeglichen und fröhlich. Sagt man – und es stimmt auch manchmal. Aber sehr häufig erlebe ich, dass gerade übergewichtige Männer und Frauen sehr angespannt und niedergeschlagen sind.

„MANCHMAL ESSE ICH AUCH, WENN ICH HUNGER HABE …"

Dieser Satz einer Patientin bringt auf den Punkt, dass Essen unterschiedliche Funktionen für uns hat. Nur eine davon ist das Stillen des Hungers. Eine andere ist zum Beispiel die Stressbekämpfung. Essen als Trost und Antidepressivum, gegen Liebeskummer, auch als Ersatzbefriedigung – das eine oder andere Motiv kennen Sie vielleicht aus eigener Erfahrung. Aber wussten Sie schon, dass Stress eine der Hauptursachen für Gewichtszunahme ist? Die Reaktionskette ist normalerweise: Ich habe Hunger – ich esse – ich bin satt. Probleme können aber entstehen, wenn sie immer so abläuft: Ich habe Stress – ich esse – ich entspanne mich, gönne mir eine Pause. Daher ist es wichtig, die auslösende Situation für ein bestimmtes Essverhalten zu identifizieren.

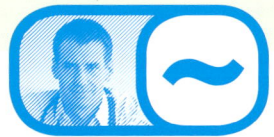

DR. KURSCHEID RÄT:

Warum essen Sie? Um diese Frage zu beantworten, ist es sinnvoll, ein Ernährungsprotokoll zu führen, in dem Sie nicht nur auflisten, was Sie wann essen und trinken, sondern auch, warum Sie etwas essen, was Ihnen dabei durch den Kopf geht und was Sie dabei fühlen. Oftmals

reicht das schon, um sich bewusst zu werden, was man tut, und dann etwas zu verändern.

Dann können Sie, vielleicht auch mit professioneller Unterstützung, darangehen, Stress nicht weiter mit Essen, sondern mit anderen Entspannungsmöglichkeiten zu verknüpfen, die Ihrem Körper nicht schaden, sondern nutzen. Das kann ein Spaziergang sein, eine sportliche Betätigung, ein Kaugummi, Meditation oder ein Mittagsschläfchen.

EIN TEUFELSKREIS

Gelingt es nicht, andere Wege der Entspannung zu finden, führt Dauerstress zur Gewichtszunahme, die dann ihrerseits selbst zur Belastung und damit zum Stressfaktor wird. Nicht wenige Patienten sind dann wiederum von ihrem Gewicht und den vergeblichen Abnehmversuchen so gestresst, dass sie deswegen weiteressen. Spätestens an diesem Punkt sollten Sie professionelle Hilfe in Anspruch nehmen.

Stress kommt aus dem Englischen und bedeutet eigentlich Druck, Anspannung. Das ist zunächst einmal nichts Negatives, sondern oft leistungsfördernd: Körperkraft sowie Sehschärfe und Konzentration nehmen zu, allerdings auf Kosten anderer körperlicher Funktionen wie Verdauung, Blutreinigung und Reparaturmechanismen. Diese Anspannung entsteht, wenn auf uns äußere Reize einwirken (z. B. einen Vortrag halten zu müssen), die bei uns körperliche und geistige Reaktionen hervorrufen (leichte Adrenalinausschüttung, ⋯⋯▷

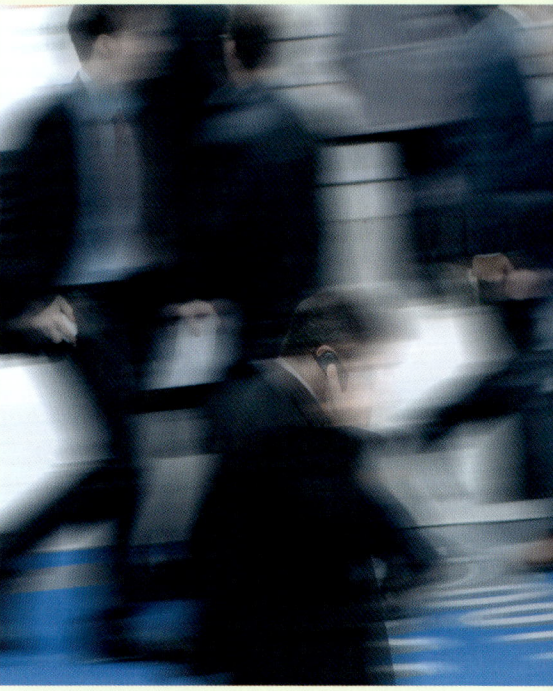

Anspannung), welche uns wiederum besondere Anforderungen meistern lassen. Ein gesundheitliches Problem entsteht erst dann, wenn diese Anspannung zu einem Dauerzustand wird, d.h. keine Erholung möglich ist. Dann kann auch guter Stress (Eustress), der sich bei Erfolg oder Verliebtsein einstellt und eher die Leistungsbereitschaft und -fähigkeit sowie das Selbstbewusstsein steigert, schädlich werden. Noch schädlicher ist allerdings der dauerhafte negative Stress (Distress), z. B. das Gefühl, Ziele nicht zu erreichen oder Anforderungen nicht zu genügen, hoher Leistungsdruck, Schulden, schwere Sorgen, ein krankhafter Perfektionismus, der eine permanente Unzufriedenheit zur Folge hat, Zeitdruck, Trauer, Mobbing am Arbeitsplatz, Streit mit dem Ehepartner usw. Kommt es allerdings regelmäßig zu einer Erholung, geht der Körper, wie nach körperlicher Herausforderung, gestärkt, schneller und „klüger" aus der Krisensituation hervor.

STRESS KENNT VIELE OPFER

Stress, das stelle ich in den Gesprächen mit meinen Patienten immer wieder fest, kennen alle. So viele Lebensentwürfe es gibt, so viele Möglichkeiten gibt es, von seinen Lebensumständen erdrückt zu werden. Als klassischer Stressjob gilt gemeinhin der des Managers. Überfüllte Terminkalender, lange Arbeitstage, endlose Meetings und ein gewaltiger Erfolgsdruck, der aus kaum oder gar nicht erreichbaren Zielvorgaben resultiert, bilden natürlich enorme Stressmomente.

Doch genauso kann eine Ehefrau und Mutter von zwei Kindern unter Stress leiden, für die es heißt: morgens das Frühstück bereiten, dann die Kinder in die Schule bringen, die Wäsche waschen und aufhängen, die Kinder wieder abholen, Hausaufgaben kontrollieren, dann den Sohn zum Fußballtraining, die Tochter zum Klavierunterricht bringen, zwischendurch einkaufen, schnell bei der pflegebedürftigen Großmutter vorbeischauen. Immer gehetzt sein und unter Zeitdruck stehen und am Ende des Tages mit dem Gefühl ins Bett gehen, eigentlich nicht alles erledigt zu haben. Auch das ist kein Klischee, sondern alltägliche Wirklichkeit. „Was habe ich heute geschafft?" – danach bewerten Menschen heute ihren Tag, gemäß den Werten einer leistungsorientierten Gesellschaft. Also versuchen wir, immer mehr Programm in einem einzelnen Tag unterzubringen.

VON SÄBELZAHNTIGERN UND MAMMUTS

Unsere Reaktion auf Stressoren ist eine Überlebensstrategie aus einer Zeit, in der sich der Mensch mit Säbelzahntigern und Mammuts auseinanderzusetzen hatte.

Die Erhöhung des Blutdrucks und die Anspannung des Muskelapparats, die Tatsache, dass sich der ganze Körper auf die Stresssituation mit konzentrierter Anspannung für Höchstleistung einstellt, sollte ursprünglich zweierlei denkbare Reaktionen ermöglichen: erstens *Flucht*, weil man einem gefährlichen Gegner entkommen musste, und zweitens *Kampf*, weil man sich einem Säbelzahntiger stellen oder ein Mammut erlegen musste.

Dieses urtümliche Stresssystem funktioniert jedoch nur dann einwandfrei, d. h. ohne Nachteile für den eigenen Organismus, wenn im Anschluss an die Flucht oder den Kampf (gleich Bewegung) eine Entspannungsphase eintritt. In dieser Entspannungsphase werden die Stresshormone wieder abgebaut, ihre Produktion wird gedrosselt, die Muskeln lockern sich, die Blutgefäße weiten sich wieder. Intuitiv ist in allen Stresssituationen auch heute noch der Flucht- bzw. der Kampfreflex sehr stark: Wer kennt nicht den intensiven Wunsch, einer Stresssituation einfach nur zu entfliehen?

Und wer kennt nicht das heimliche Bedürfnis, dem Verursacher von Stress mit einem gezielten Schlag unmissverständlich zu signa-lisieren, dass es jetzt reicht? Beide Reaktionen sind in der zivilisierten Welt mittlerweile jedoch eher unüblich und auch nicht sehr gern gesehen. Karriereförderlich sind sie auch nicht unbedingt. Also stellt sich ohne entsprechende Gegenstrategien bei vielen Menschen keine Entspannung mehr ein. Der Stress wird zum Dauerzustand – mit entsprechenden Folgen.

NERVENNAHRUNG: WARUM ESSEN DEN STRESS DÄMPFEN KANN

Nahrungszufuhr dämpft das Stresssystem – und auch das lässt sich aus unserer Vergangenheit erklären: Während der Jagd herrschte gespannte Aufmerksamkeit, der Adrenalinspiegel stieg langsam und versetzte den Menschen in die Situation, alle Kräfte zu mobilisieren und das Wild zu erlegen oder vor dem Feind zu fliehen. Nach der Jagd signalisierten die ersten Bissen, dass nun der Stress der Jagd vorbei war und man zur Ruhe kommen konnte. Mit der Nahrungsaufnahme stieg der Blutzuckerspiegel. Das war für das Gehirn ein beruhigendes Signal. Das Problem ist heutzutage: Die Jagd entfällt regelmäßig. D. h., wir „verbrennen" nicht das angestaute Adrenalin, aber auch nicht die Kalorien in unseren Fettdepots.

Beides kann uns schaden. Bei Süßem als „Nervennahrung" ist der Schaden besonders groß, da es durch den überschießenden Insulinausstoß schnell zu einem Zuckermangel im Blut kommen kann, der dann wieder „Stress" verursacht – der Körper schreit aufs Neue nach Süßem.

DAUERSTRESS IST WIE PERMANENTES FAHREN IM ROTEN DREHZAHLBEREICH

Sie können solche Belastungen eine Zeit lang aushalten, doch irgendwann macht der Körper (oder die Psyche) schlapp und sendet erste Erschöpfungssignale. Diese können sich beispielsweise in Nervosität und schlechter Laune zeigen, oder Sie fühlen sich um Jahre älter, als Sie eigentlich sind. Doch diese Signale werden oft nicht erkannt oder ignoriert. Daher nimmt man sich keine Zeit für die eigentlich nötige Entspannung, für Sport oder Spaziergänge. Doch Stress ist nicht harmlos. Stress ist wie permanentes Autofahren im roten Drehzahlbereich. Auch das können Sie eine Weile machen. Aber irgendwann wird der Motor zu heiß. Wer dann die Warnsignale des Bordcomputers und die Temperaturanzeigen nicht zur Kenntnis nimmt, darf sich nicht wundern, wenn ihm Motor oder Getriebe bei voller Fahrt um die Ohren fliegen. So verhalten sich die wenigsten Autofahrer/-innen. Spätestens wenn die Temperaturanzeige aufleuchtet, gehen sie vom Gas. Die Warnsignale des Körpers jedoch werden nicht wahrgenommen oder nicht als gefährlich bewertet (ähnlich wie die Symptome des metabolischen Syndroms in Kapitel 3: Übergewicht, Bluthochdruck ...) und damit letztendlich ignoriert, um den eigenen und gesellschaftlichen Ansprüchen gerecht zu werden, nicht als „schlapp" angesehen zu werden.

Die Folge ist aber genau das: ein Burn-out-Syndrom, also eine Dauererschöpfung, Depressionen, eine vorschnelle Alterung der Zellen, ein zu hoher Blutdruck, Magen-, Darm- und Herzprobleme. Stress kann krank und alt machen! Aber diese Symptome können auch als hilfreiche Notbremse wirken, weil der Patient dann endlich sagen kann: Ihr seht ja, ich bin krank, ich darf und sollte jetzt mal kürzer treten!

Also: Es gibt gute Gründe, etwas gegen Stress zu unternehmen, wenn man gesünder und länger leben will. Und vor allem, wenn man abnehmen will. Denn Stress macht dick!

WIE DER KÖRPER REAGIERT

Die psychische und körperliche Reaktion auf diese Belastungen erfolgt nach einem in uns seit Urzeiten angelegten Programm, ganz ähnlich wie unser entwicklungshistorisch etwas zurückgebliebener Stoffwechsel:

Der Körper schüttet Stresshormone aus: Adrenalin, Noradrenalin und Cortisol. In der Folge verengen sich die Blutgefäße, wodurch der Blutdruck steigt. Der Muskeltonus erhöht sich, die gesamte Muskulatur wird angespannt, und die Reaktionsfähigkeit des Immunsystems wird herabgesetzt, weil zu viel Energie in den Stresszustand des Körpers abfließt. Schließlich wird auch die Denkfähigkeit ab einem bestimmten Stressniveau eingeschränkt, und eher schematische Handlungsweisen gewinnen die Oberhand.

Der durch eine permanente Überflutung mit Stresshormonen über einen langen Zeitraum erhöhte Blutdruck kann sich verselbstständigen und chronisch werden. Dadurch kann er im schlimmsten Fall zu vor-

zeitigem Herz- oder Hirninfarkt führen. Auch Herzrhythmusstörungen können die Folge des dauerhaften Überangebots von Stresshormonen und nervlicher Anspannung sein.

Das zunehmend geschwächte Immunsystem macht den Körper anfällig für Infekte.

DAUERSTRESS MACHT DICK

Das Stresshormon Cortisol erhöht den Insulinspiegel, regt den Appetit an und sorgt offensichtlich auch für eine bessere Verwertung der Nahrung. Die Folge ist ein permanent erhöhtes Hungergefühl bzw. Heißhungerattacken z. B. auf Schokolade, Kuchen, Gebäck oder süße Riegel. Nicht umsonst gelten Süßigkeiten gemeinhin als „Nervennahrung". Der Körper legt aber dieses zugeführte Überangebot an Energie in Fettdepots ab. Und diese Depots werden weder durch Zeiten der Nahrungsmittelknappheit noch durch Bewegung abgerufen, weil es bei uns keine Zeiten der Not mehr gibt und man für Sport keine Zeit hat oder sie sich nicht nimmt. Es entwickelt sich schnell ein Teufelskreis, der dazu führen kann, dass man unter Dauerstress Jahr für Jahr Kilo um Kilo zulegt.

Mit Stress ist also nicht zu spaßen. Wenn Sie die psychischen und körperlichen Folgen verhindern oder rückgängig machen möchten, sollten Sie in dieser Hinsicht dringend etwas verändern.

Dazu gibt es prinzipiell zwei Methoden: 1. Sie sollten lernen, Stress gar nicht erst aufkommen zu lassen und 2. dafür sorgen,

dass die Spannung, die sich im Berufs- oder Familienalltag immer wieder und natürlicherweise aufbaut, gezielt auch wieder abgebaut wird – so, wie es die Natur ursprünglich auch vorgesehen hat. Die folgenden Ratschläge können dabei helfen.

RAUCHEN VERURSACHT STRESS ...

Nicht das Rauchen entspannt – es sind eher die Umstände, unter denen geraucht wird: Man nimmt sich eine Auszeit, trinkt dazu einen Kaffee oder ein Bier. Das Gehirn verknüpft Entspannung nun fälschlicherweise mit dem Rauchen. Rauchen an sich, vor allem das Nikotin, ist ein hochwirksames Nervengift und *macht nervös*. Der Raucher hat sich zudem so an das Gift gewöhnt, dass er es vermisst, ja ohne es nervös wird. Die erneute Giftzufuhr „belohnt" ihn mit einem Gefühl, das er für Beruhigung hält.

... UND ÜBERGEWICHT

Schwangere Frauen, die rauchen, riskieren nicht nur, dass ihr Baby mit geringem Geburtsgewicht und Entwicklungsschäden auf die Welt kommen, sondern auch, dass es in späteren Jahren übergewichtig wird. Rauchende Mütter haben doppelt so häufig übergewichtige Kinder wie nicht rauchende. *(TNS Healthcare 1988)*

DIE 10 WICHTIGSTEN
ANTI-STRESS-RATSCHLÄGE

Neben der Frage: „Wie gehe ich mit Stress um?", ist auch wichtig zu wissen, wie ich Stress von vornherein vermeiden kann. Ein gezieltes, individuelles Stressmanagement kann natürlich immer nur sehr spezifisch erfolgen, abgestimmt auf die jeweilige Persönlichkeit und die Stress hervorrufenden Lebensumstände des Betroffenen. Und wer das Gefühl hat, dass er alleine aus der gefährlichen Tretmühle nicht mehr herauskommt, sollte sich nicht scheuen, professionelle Hilfe bei Psychologen, Psychotherapeuten oder bei Spezialisten zu suchen, die auch auf Stresscoaching ausgerichtet sind. Meine Erfahrung zeigt, dass die meisten Stressgeplagten bereits mit den folgenden Anregungen und Tipps viel erreichen können. Strukturieren Sie neu! Sie werden davon profitieren: Ausgeglichene Zeitgenossen sind erträglicher, erfolgreicher und gesünder.

RATSCHLAG 1
LERNEN SIE ZU DELEGIEREN!

Das ist für Perfektionisten und all diejenigen, die glauben, es selbst am besten zu können, eine der schwersten Übungen. Doch bei genauerem Hinsehen entdecken die meisten Menschen viele Aufgaben, die sehr gut an andere delegiert werden können. So schaffen Sie sich Freiräume. Durchbrechen Sie – Stück für Stück – bewusst etablierte Verhaltensmuster: Sie müssen nicht bei jedem Meeting anwesend sein, Sie müssen nicht jeden Brief selbst formulieren und Sie müssen nicht jeden Vorgang

selbst kontrollieren. Auch der Ehepartner kann mal den Müll entsorgen, die Steuererklärung kann auch ein Steuerberater erledigen, und die Kinder können auch mit dem Bus zur Schule fahren! Ordnen Sie privat und beruflich die Zuständigkeiten neu: Das ist kein Zeichen von Faulheit, sondern von Organisationsstärke!

RATSCHLAG 2
PLANEN SIE IHR TAGEWERK!

Ob privat oder beruflich: Fixieren Sie den Plan des nächsten Tages am Abend zuvor schriftlich. Was Sie schriftlich fixiert haben, müssen Sie nicht mehr den ganzen Abend und die Nacht in Ihrem Kopf als drohendes Unwetter mit sich herumschleppen. Planung gibt Sicherheit. Folgen Sie bei der Tagesplanung Ihrem Biorhythmus, denn jeder Mensch ist am Tag unterschiedlich belastbar. Räumen Sie in diesem Tagesplan zeitliche Pufferzonen für unvorhergesehene Zeitverzögerungen ein. Und wenn möglich, planen Sie auch eine Stunde ein, in der Sie telefonisch einmal nicht erreichbar sind. In dieser Stunde überdenken Sie in Ruhe das bisher Geleistete und können im Sinn von Qualität und Wichtigkeit noch letzte Korrekturen vornehmen. Haben Sie alle Vorgänge, die Sie meinen beendet zu haben, auch wirklich abgeschlossen? Wir vergeuden viel Zeit und Energie, wenn wir Dinge nicht zu Ende denken.

RATSCHLAG 3
SETZEN SIE PRIORITÄTEN!

Hinterfragen Sie Stresssituationen: Wie werde ich in einem Monat oder einem Jahr über diese Sache denken? Wie würde ein neutraler

Beobachter diese Situation bewerten? Dabei gilt: *Wichtigkeit geht vor Dringlichkeit.* Wichtig sind alle die Dinge, die zielführend sind, die Erfolg bringen und nur von Ihnen erledigt werden können. Dringend sind all die Dinge, die zwar termingebunden sind, aber delegiert werden können. Kategorisieren Sie Ihren gesamten Tagesplan der zu erledigenden Aufgaben nach diesem Muster: A ist wichtig, B ist dringend, wird aber delegiert!

RATSCHLAG 4
GEHEN SIE IMMER NUR EINEN SCHRITT!

Versuchen Sie nicht, mehrere Schritte gleichzeitig zu vollziehen oder ständig an alle noch folgenden Schritte zu denken. Dabei werden Sie straucheln, denn die Gabe des Multitaskings ist de facto nur wenigen Menschen gegeben und erzeugt auch bei denen Stress. Konzentrieren Sie sich allein auf die im Moment wichtigste Tätigkeit und lassen Sie sich nicht von den noch vor Ihnen liegenden Aufgaben beirren. Wichtig ist allein, was Sie im Moment zu erledigen haben.

RATSCHLAG 5
SCHAFFEN SIE ZEITFRESSER AB!

Stellen Sie alles in Ihrem unmittelbaren beruflichen und privaten Umfeld auf den Prüfstand: Müssen Sie wirklich noch den Vorsitz im Tennisverein übernehmen? Müssen Sie wirklich auch noch für die Elternpflegschaft in der Schule verantwortlich sein? Viel Zeit kann man sparen, indem man höflich auch einmal „Nein" sagt. Und

ist wirklich jeder Artikel, den Sie in der Zeitung/Fachpresse lesen, in einem Jahr noch wichtig? Muss ich mir wirklich diese TV-Sendung anschauen?

RATSCHLAG 6
ENTRÜMPELN SIE IHR BÜRO/
IHRE WOHNUNG!

Die äußere Ordnung korrespondiert mit der Ordnung im Kopf: Befreien Sie also nicht nur Ihren Kopf, sondern auch Ihr Lebensumfeld von unnötigem Ballast. Er versperrt die Sicht und die Konzentration auf das Wesentliche. Nehmen Sie im Büro und Zuhause alles in die Hand und fragen Sie sich, wann Sie es zuletzt wirklich genutzt haben und wann Sie es voraussichtlich wieder nutzen werden. Alles, was Sie in den letzten zwölf Monaten nicht genutzt haben, sollten Sie wegwerfen, verschenken oder verkaufen. Wenn Sie Schwierigkeiten haben, sich von Dingen zu trennen, gibt es einen guten Trick: Lagern Sie die aussortierten Dinge vorübergehend im Keller oder der Garage. Nach ein paar weiteren Wochen oder Monaten fällt es Ihnen leichter, sich davon zu trennen.

Ordnung ist kein Prinzip, das sich selbst genügt. Ordnung hat einen Sinn: Übersicht. Das gern zitierte „kreative Chaos" ist in der Regel einfach nur eine Ausrede. Räumen Sie daher Ihren Schreibtisch auf – und zwar jeden Abend, wenn Sie das Büro verlassen. Ein aufgeräumter Schreibtisch entlässt Sie mit dem Gefühl, den Tag erfolgreich abgeschlossen zu haben und empfängt Sie am nächsten Tag nicht mit dem Gefühl völliger Überlastung.

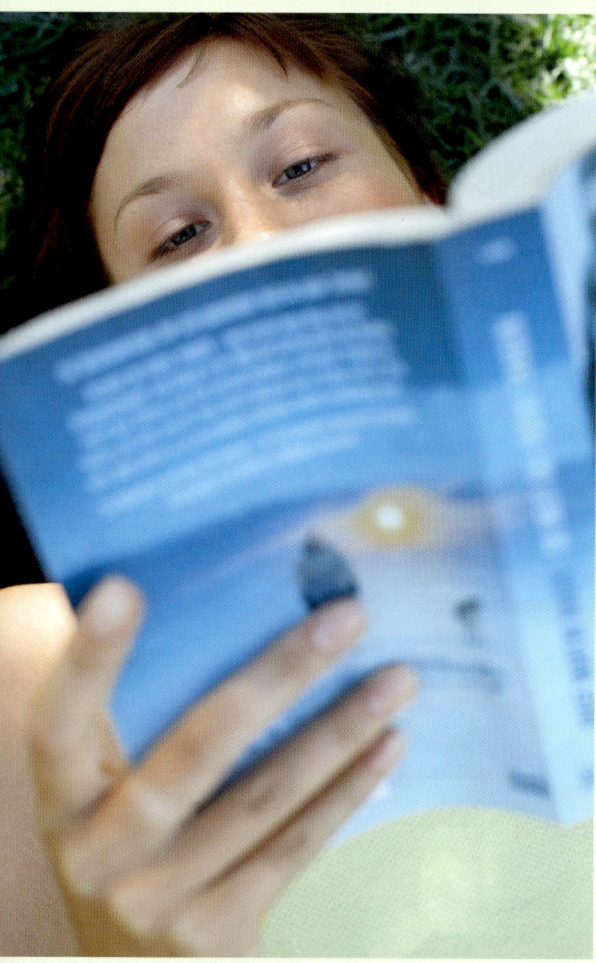

keit, angefeuert von Handy und Laptop, verdrängt Zeitinseln der Muße und damit die einzige Gelegenheit, nachdenken zu können. Nachdenken wiederum ist die wichtigste Voraussetzung für die Qualität von Entscheidungen. „Niemals ist man tätiger, als wenn man dem äußeren Anschein nach nichts tut", sagte Cato der Ältere und meinte die Tätigkeit des Denkens. Dort, wo die Nachdenklichkeit keine Chance hat, beginnen Aktionismus – und Stress. Und: Machen Sie Pausen, *bevor* Sie das Leistungstief erreicht haben *(siehe Kasten Power Nap, Seite 73)*.

RATSCHLAG 8
SUCHEN SIE SICH ZEITINSELN FÜR SPORT!

Die beste Möglichkeit, die tagsüber aufgebaute Anspannung zu lösen, aber auch stressresistenter zu werden, besteht im Sport, denn Sport ist die Ersatzhandlung für Kampf oder Flucht, auf die unser System eigentlich wartet. Die angestauten Energien, die angespannte Muskulatur und der Stau der Stresshormone pegelt sich beim Sport wieder auf das gesunde Regelmaß ein: ob Sie Fußball oder Tennis spielen, ob Sie joggen oder schwimmen. Wer abnehmen will, sollte ganz besonders auf ausreichende Zeitinseln für die Bewegung achten: Dreimal 20 bis 30 Minuten für ein Kraftsporttraining, und dreimal 40 Minuten für Ausdauersport, also (nur!) drei Stunden pro Woche *(siehe Seite 125)* ist meine Empfehlung.

Wer sich schwer damit tut, den Arbeitsalltag und Sorgen hinter sich zu lassen,

RATSCHLAG 7
SUCHEN SIE SICH ZEITINSELN DER MUSSE!

Es ist paradox: Die Menschen leben immer länger und dennoch haben sie immer weniger Zeit. Für viele gilt längst nicht mehr Descartes „Ich denke, also bin ich", sondern nur noch „Ich eile, also bin ich". Doch die permanente Betriebsamkeit und Verfügbar-

für den eignen sich ganz besonders aktionsreiche Ballsportarten zur Ablenkung.

RATSCHLAG 9
MACHEN SIE URLAUB!

Und zwar wirklich Urlaub, d. h. ohne Handy, Laptop, Fachlektüre oder Diktiergerät. In Ihrer Abwesenheit können und müssen im Büro andere für Sie einspringen! Das geht! *(siehe Seite 70)* Wer sonst zu Hause den Haushalt managt, sollte sich im Urlaub nach Möglichkeit ein Hotel gönnen. In einer Ferienwohnung oder im Ferienhaus geht es sonst weiter wie gehabt. Und das ist dann nur Tapetenwechsel und kein Urlaub. Sehen Sie zu, dass Sie möglichst drei Wochen verreisen, denn erst ab der zweiten Woche setzt eine Tiefenentspannung ein, in der alle Systeme herunterfahren. Und gestalten Sie den Übergang in den (Berufs-) Alltag nicht zu abrupt: Zwei bis drei Tage als Übergangszeit zu Hause helfen, den Alltagsschock zu dämpfen.

RATSCHLAG 10
ÜBEN SIE!

Berücksichtigen Sie auch, dass Sie sich auf Stressmomente gut vorbereiten können: Üben Sie! Wenn Sie beim ersten Vortrag noch sehr angespannt sind, wird sich das durch Üben oder Routine mit der Zeit geben. Wenn sich die Aufregung nicht legt, z. B. weil ein Vortrag einmal schlecht lief, sollten Sie sich eventuell beraten („coachen") lassen.

DR. KURSCHEID RÄT:
POWER NAP – KURZSCHLAF ZWISCHENDURCH

Die Amerikaner sind uns da wieder etwas voraus: Sie haben festgestellt, dass produktiver ist, wer mittags kurz einnickt. Einige Firmen erlauben daher ganz offiziell, dass ihre Mitarbeiter ihre Isomatte ausrollen oder stellen sogar eine zur Verfügung. Bis Sie das auch hier dürfen, dazu ein paar Tipps:

EINE KLEINE BÜRO-ENTSPANNUNGSÜBUNG FÜR ZWISCHENDURCH

Machen Sie diese Übung z. B. im Büro und animieren Sie ein paar Kollegen, anstelle einer Zigaretten-„Pause" und *bevor* Sie Ihr Leistungstief erreichen. Wenn das nicht funktioniert, suchen Sie sich einen ruhigen Ort, der übrigens auch die Toilette sein kann. Setzten Sie sich dazu auf den geschlossenen Toilettendeckel. Oder etwas zeitaufwendiger: Begeben Sie sich zu Ihren Wagen auf dem Firmenparkplatz und drehen Sie die Rücksitzlehne etwas nach hinten.

Spannen Sie zunächst im Sitzen alle Muskeln – Arme, Beine, Bauch, Gesicht – an und atmen Sie dabei tief ein. Halten Sie für zehn Sekunden die Spannung, dann atmen Sie aus und entspannen. Das können Sie zweimal wiederholen. Anschließend gönnen Sie sich noch ein bis zwei Minuten der Ruhe, dabei zählen Sie von zehn bis null. Bei den geraden Zahlen atmen Sie ein, bei den ungeraden aus. Bevor Sie wieder zurückgehen, räkeln und strecken Sie sich.

DIE ZWEI-MINUTEN-BÜRO-EXPRESSENTSPANNUNG

Wenn Sie Entspannen bereits gewohnt sind und schnell abschalten können: Bleiben Sie einfach am Schreibtisch sitzen und stützen Sie Ihren Kopf in Denkerpose beidhändig an der Stirn so ab, als würden Sie intensiv etwas lesen (was Sie bis dahin vielleicht getan haben). Dann schließen Sie die Augen, genießen, finden Ihr Gleichgewicht und atmen ruhig ein und entspannt aus. Möglichst nicht einschlafen.

Diese Übungen wirken natürlich auch außerhalb der Bürosituation.

GUTE NACHT!
WARUM SCHLAF SO WICHTIG IST

Viele meiner Patienten haben Ein- oder Durchschlafstörungen oder sogar beides. Andere brüsten sich gar damit, dass sie mit nur drei oder vier Stunden Schlaf auskommen. Doch Schlafmangel oder schlechter Schlaf kann für sich genommen bereits ein Stressfaktor sein. Und in Kombination mit weiteren Stressfaktoren verstärken sich natürlich die schädlichen Folgen gegenseitig.

Damit sind diese Menschen in guter Gesellschaft. In Deutschland leiden rund 40 Prozent der Bevölkerung unter Schlafproblemen, 15 Prozent weisen sogar behandlungswürdige Schlafstörungen auf. Vor allem die 35- bis 55-Jährigen werden vom Schlafentzug gequält, also jene Altersgruppe, die besonders durch den Beruf – und im Falle von Nachwuchs – durch die Doppelbelastung Beruf/Familie gefordert ist.

SCHLAFMANGEL SCHWÄCHT DIE KONZENTRATION, DIE LEISTUNGS- UND DIE LERN-FÄHIGKEIT

Es gibt mittlerweile zahlreiche Untersuchungen und Studien, die eindeutig belegen, dass Schlafmangel oder schlechter Schlaf die Konzentrationsfähigkeit erheblich senkt und mithin die Fehlerquote bei Entscheidungen erheblich erhöht – ob im OP durch den Chirurgen oder im Straßenverkehr durch die übernächtigte Sekretärin.

Bei einem Experiment mit Ärzten an der Universität Michigan stellte sich heraus, dass Ärzte, die einen normalen Acht-Stunden-Tag hinter sich gebracht hatten, trotz eines im Anschluss angetrunkenen Alkoholpegels von 0,5 Promille noch um ein Vielfaches fitter und konzentrierter waren als Kollegen, die nach ihrem Acht-Stunden-Tag noch einen Bereitschaftsdienst auf der Intensivstation absolviert hatten. In einem Fahrsimulator geriet die nüchterne, aber nach 24 Stunden Dienst unter Schlafentzug leidende Gruppe weitaus öfter von der Fahrbahn oder überschritt häufiger zugelassene Höchstgeschwindigkeiten. Das

Risiko eines Unfalls erhöhte sich um knapp 170 Prozent, das Risiko eines chirurgischen Fehlers gar um 460 Prozent. Ein gesunder Schlaf ist aber auch besonders wichtig, um tagsüber Erlerntes dauerhaft im Gedächtnis abzuspeichern und damit abrufbar zu machen. Der Mensch lernt nämlich vorzugsweise nachts.

Bereits nach einer Viertelstunde fällt er in den sogenannten Deltaschlaf, in dem Fakten, Zahlen, Vokabeln und Sprachzusammenhänge, abgespeichert werden. Anschließend beginnt ein 90-Minuten-Zyklus, in dem sich Deltaschlafphasen mit den sogenannten REM-Phasen (Rapid Eye Movement) abwechseln. In den REM-Phasen bewegen sich unter dem geschlossenen Lid die Augen rasch hin und her.

In dieser Zeit ist das Gehirn aktiver als im Wachzustand. Jetzt werden prozeduale Fertigkeiten im Gedächtnis abgelegt, also Tätigkeiten mit einem festen Handlungsablauf, wie sie für viele Sportarten, aber auch für Autofahren oder andere Formen der Maschinenbedienung typisch sind. Diese REM-Phasen sind für einen gesunden Schlaf besonders wichtig. Im Tierversuch starben nach einem zwei- bis dreiwöchigen Entzug dieser REM-Phasen die Versuchstiere.

SCHNARCHEN UND ATEMAUSSETZER (SCHLAFAPNOE)

Je übergewichtiger meine Patienten sind, desto mehr schnarchen sie. Denn auch das Fettgewebe im Hals- und Rachenbereich nimmt zu. Dadurch werden die Luftwege zunehmend eingeengt. Der Atemwiderstand steigt. Aber mit viel Anstrengung schafft es

die Atemmuskulatur noch einzuatmen. Das ist ständige Schwerstarbeit. Manchmal gelingt es nicht mehr: Es kommt zu Atemaussetzern. Die können bis zu 30 oder mehr Sekunden dauern. Der Schnarchende bekommt das kaum mit, während ein Partner dabei oft Panik erleidet. 30 Sekunden können sehr lang sein. Im Schnarchenden läuft aber kurz vor dem Ersticken eine Alarm- und Stressreaktion ab: Adrenalin wird ausgeschüttet, er wird wach oder fast wach – atmet – und schläft wieder ein. Über eine ganze Nacht gesehen kommt er kaum oder gar nicht mehr in den Tiefschlaf, der Schlaf ist also nicht erholsam. Morgens fühlt er sich wie gerädert, tagsüber kommt es zu Sekundenschlaf, z. B. vor der Ampel, manchmal aber auch bei voller Fahrt.

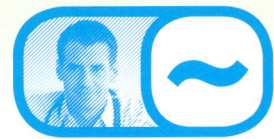

DR. KURSCHEID RÄT:

Bei starkem Schnarchen ist eine Schlafdiagnostik wichtig: Lassen Sie sich von einem schlafmedizinisch versierten Arzt untersuchen. Er wird Ihnen zur weiteren Abklärung ein Gerät zur Schlafüberwachung mitgeben, das Sie über Nacht tragen. Es zeichnet auf, wie Sie atmen, ob Sie schnarchen und welche Pulsfrequenz Sie haben. Falls Sie zu lange und zu viele Atemaussetzer haben, wird er Ihnen ein Gerät mit Atemmaske verschreiben, das Sie während der Nacht tragen und das einen bestimmten ⋯⋯▶

Druck in Ihren Atemwegen aufrechterhält. Dadurch verschließt das überschüssige Gewebe im Rachen nicht mehr die Luftröhre. Patienten berichten mir regelmäßig am ersten Morgen danach, dass sie sich seit Jahren nicht mehr so gut und ausgeschlafen gefühlt haben. Gleichzeitig sollten Sie dann im Fall von Übergewicht eine Gewichtsreduktion in Angriff nehmen.

SCHLAFMANGEL KANN DICK UND KRANK MACHEN

Wer schlecht oder zu wenig schläft, wirbelt zu allem Übel auch seinen Hormonhaushalt komplett durcheinander. Denn auch der arbeitet nachts. So sorgt das Wachstumshormon vor allem nachts dafür, dass Fett verbrannt wird (s. Seite 91). Besonders Übergewichtige sollten also darauf achten, ausreichend und gut zu schlafen. Auch die Zellteilung findet vor allem nachts statt. Sie ist allein in der Zeit zwischen null und vier Uhr achtmal aktiver als mittags. Findet diese Zellteilung nicht in ausreichendem Maß statt, kann sich das Körpergewebe nicht hinlänglich erneuern und der Stoffwechsel verlangsamt sich. Die Folgen sind ein vorzeitiges Altern der Zellen und eine Zunahme der in Körperfett umgewandelten Nahrungsenergie.

Eine Studie zeigt zudem, dass Menschen mit einer Schlafdauer unter sieben Stunden übergewichtiger sind. Wahrscheinlich auch deswegen, weil sie tagsüber dann zu müde sind, sich zu bewegen und weil dick machende Stresshormone ausgeschüttet werden. Wer wenig schläft hat zudem einfach mehr Zeit zu essen.

DIE 10 WICHTIGSTEN TIPPS FÜR EINEN GESUNDEN SCHLAF

Die meisten Menschen brauchen sieben bis acht Stunden Schlaf. Die Schlafwissenschaft unterscheidet zwischen unterschiedlichen Schlaftypen, die sich durch einen genetisch bedingt unterschiedlichen Schlaf- bzw. Wach- und Aktivrhythmus auszeichnen. Die meisten Menschen liegen irgendwo zwischen den beiden Extremen, die mit jeweils 15 Prozent aber immerhin fast ein Drittel der Schlafgewohnheiten ausmachen. Die einen bezeichnet man als Eulen (Langschläfer), deren kreatives Aktivitätshoch sich ebenso wie deren optimale Entscheidungsphasen sehr viel später am Tag einpendelt als bei der zweiten Gruppe, den sogenannten Lerchen (Frühaufstehern, *siehe Grafik Seite 77*).

Alle Schlaftypen können von den folgenden Tipps profitieren. Denn meistens verbergen sich hinter Schlafstörungen nur schlechte Gewohnheiten, deren Abschaffung bereits zu einer deutlich höheren Schlafqualität führt.

TIPP 1: PUTSCHEN SIE SICH VOR DEM SCHLAFENGEHEN NICHT KÜNSTLICH AUF!

Schalten Sie eine halbe Stunde vor dem Schlafen den Fernseher aus. Auch laute Musik, heftige Diskussionen oder anstrengender Sport spät abends werden Sie nicht zur Ruhe kommen lassen. Meiden Sie Kaffee und Tee mindetens drei Stunden vor dem Zubettgehen!

WANN WIR AM PRODUKTIVSTEN ARBEITEN

LANGSCHLÄFER **EULEN**	FRÜHAUFSTEHER **LERCHEN**
1 SCHLAFEN	SCHLAFEN
2	
3	
4	AUFWACHEN 5:30 Uhr
5	SCHLECHTE KONZENTRATIONSPHASE 5:30 bis 6 Uhr
6	
7 AUFWACHEN 8 Uhr	**KREATIVE HOCHPHASE** 6 bis 8 Uhr
8 SCHLECHTE KONZENTRATIONSPHASE 8 bis 10 Uhr	**GUTE ZEIT, UM PROBLEME ZU LÖSEN** 8:00 bis 12:30 Uhr
9	
10 **KREATIVE HOCHPHASE** 10 bis 12 Uhr	
11 **GUTE ZEIT, UM PROBLEME ZU LÖSEN** 12 bis 13 Uhr	
12	
13 SCHLECHTE KONZENTRATIONSPHASE 13 bis 15 Uhr	SCHLECHTE KONZENTRATIONSPHASE 12:30 BIS 14:30 UHR
14	
15 **INSPIRATIONSPHASE** 15 bis 18 Uhr	**GUTE ZEIT, UM PROBLEME ZU LÖSEN** 14:30 bis 16:30 Uhr
16	**INSPIRATIONSPHASE** 16:30 bis 20 Uhr
17	
18 **GUTE ZEIT, UM PROBLEME ZU LÖSEN** 18 bis 23 Uhr	
19	
20	SCHLECHTE KONZENTRATIONSPHASE 20 bis 22 Uhr
21	
22	SCHLAFEN
23 SCHLECHTE KONZENTRATIONSPHASE 23 bis 24 Uhr	
24	

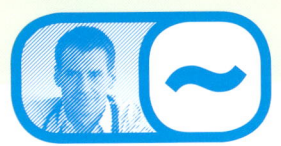

DR. KURSCHEID RÄT:

Fernsehkonsum treibt das Stresshormon Cortisol nach oben. Zudem kann das Dauergeflacker in den Abendstunden Hirnregionen wie den Hypothalamus irritieren, der über den Tag- und Nachtrhythmus wacht. Forscher der Stanford University haben bei Schülern festgestellt, dass eine Reduzierung der wöchentlichen Fernsehdauer von 15 auf neun Stunden zu einer starken Abnahme des Körpergewichts und des Taillenumfangs führte. Die Nurses Health Study, an der über 50.000 Krankenschwestern teilnahmen, zeigte, dass ausgiebiges Fernsehgucken den größten Einfluss auf die Gewichtszunahme hat. Mehr als mangelnde Bewegung oder falsche Ernährung.

TIPP 2: FIXIEREN SIE ABENDS DEN GEPLANTEN ABLAUF DES FOLGENDEN TAGES SCHRIFTLICH!

Was Sie an Aufgaben oder zu lösenden Problemen auf dem Papier abgelegt haben, nehmen Sie nicht mehr mit aufs Kopfkissen.

TIPP 3: TRINKEN SIE ABENDS NICHT ZU VIEL ALKOHOL!

Alkohol macht zwar irgendwann sehr müde und man schläft schneller ein, er zerstört aber die Schlafstruktur, d. h., der Schlaf ist nur sehr oberflächlich.

TIPP 4: AUFWACHEN IST KEIN ZEICHEN VON SCHLAFLOSIGKEIT!

Schlechte Schläfer legen sich mit dem Prinzip der Self Fulfilling Prophecy zu Bett: Sie erwarten einen schlechten Schlaf, also wachen sie irgendwann auf und sehen sich in ihrer Erwartung bestätigt. Den Rest der Nacht wälzen sie sich dann von rechts nach links, weil die Panik, wieder keinen Schlaf zu bekommen, sie nicht schlafen lässt. Ein guter Schläfer wacht auch auf, misst dem aber keine Bedeutung zu. Bis zu 28-mal in der Nacht aufzuwachen, gilt als normal. Machen Sie sich also nicht verrückt, wenn Sie nachts wach werden.

TIPP 5: GEHEN SIE ZU REGELMÄSSIGEN ZEITEN INS BETT!

Folgen Sie dabei Ihrem natürlichen Schlafrhythmus, den Sie weder durch endloses Lesen noch durch Zapping-Orgien am Fernseher überstrapazieren sollten. Haben Sie nämlich einmal den natürlichen „toten Punkt" überwunden, fällt das Einschlafen doppelt schwer.

TIPP 6: ENTSPANNENDE RITUALE HELFEN BEIM EINSCHLAFEN!

Ob Sie noch eine halbe Stunde an der frischen Luft spazieren gehen, ein wenig entspannende Musik hören, ein heißes Bad bzw. eine heiße Dusche nehmen (beides entspannt die Muskulatur) oder noch eine Tasse Beruhigungstee (keinen schwarzen) trinken – Regelmäßigkeit hilft. Trainieren Sie so Ihren Körper auf die Signalwirkung dieser Rituale: Gleich gehts ins Bett!

TIPP 7: WER SCHWER ZU VERDAUEN HAT, KANN NICHT SCHLAFEN!

Drei Stunden vor dem Schlafengehen sollten Sie nichts Schweres mehr essen. (Und als Übergewichtiger: Bitte keine Kohlehydrate abends, *siehe Seite 91*)

TIPP 8: HALTEN SIE SICH TAGSÜBER SOOFT ES GEHT IM FREIEN AUF!

Licht aktiviert. Aber nachts sollten Sie es im Schlafzimmer eher dunkel haben. Denn Licht hemmt, und Dunkelheit fördert die Bildung des Schlafhormons Melatonin.

TIPP 9: ACHTEN SIE AUF EIN GUTES KLIMA IM SCHLAFZIMMER!

Das Schlafzimmer sollte gut belüftet und nicht überhitzt sein. 18 Grad Celsius reichen voll und ganz. Auch gute Matratzen sind wichtig, die ebenso wie die Bettdecken feuchtigkeitsregulierend sein sollten. Lassen Sie sich im Fachhandel beraten und sparen Sie nicht am falschen Ende.

TIPP 10: STEHEN SIE WIEDER AUF, WENN SIE NICHT EINSCHLAFEN KÖNNEN!

Unterbrechen Sie den Einschlafprozess, wenn er nicht von Erfolg gekrönt ist. Statt sich stundenlang im Bett zu wälzen und mit dem schlechten Schlaf zu hadern, sollte Sie lieber aufstehen und irgendetwas tun, bis Ihnen die Augen von alleine zufallen, zum Beispiel lesen.

ESSEN SIE SICH GESUND UND SCHLANK!

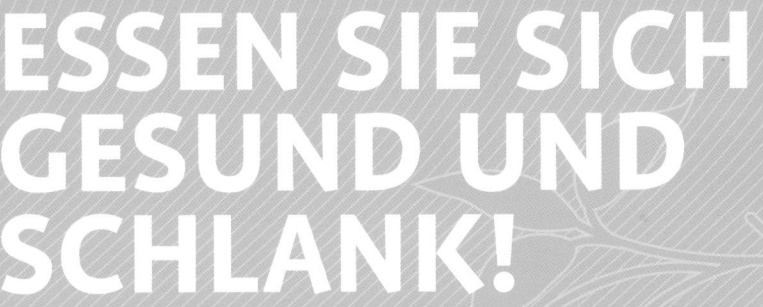

5

„Herr Doktor, ich weiß inzwischen nicht mehr, was ich überhaupt noch essen darf. Jetzt sagen *Sie* mir mal, was gesund ist, ich hab nämlich den Überblick verloren. Jeder empfiehlt etwas anderes. Die einen sagen: Um Gottes Willen keine Kartoffeln, die machen dick. Und wieder andere sagen, kein Fleisch, nur Gemüse – also vegetarisch. Ein Spezialist schreibt: Finger weg von Fett, Fett macht dick! Davon bekommt man auch noch einen Herzinfarkt. Aber dieser Herr Atkins sagt, viel Fett und viel Fleisch wären genau richtig, auch zum Abnehmen. Was soll man da noch glauben?“

SIE DÜRFEN ALLES ESSEN!

Keine Sorge! Ich werde Ihnen hier keine neue Diät „verkaufen". Es geht mir vielmehr darum, dass ich Ihnen dabei helfe, Ihre Ernährung so zu gestalten, dass Sie die nächsten Jahre davon gesundheitlich profitieren und Geschmack daran finden. Generell halte ich nicht viel von Verboten. Sie dürfen alles essen! Ob Sie sich nun einfach nur gesund ernähren wollen, oder ob Sie Ihr Gewicht reduzieren wollen. Alles, was Ihnen bekommt, ist erlaubt! Meiden sollten Sie aber die Nahrungsmittel, die Ihnen nicht bekommen. Was das ist, wissen Sie selbst am besten. Einiges sollte man besser nur in Maßen konsumieren, aber grundsätzlich gilt: Empfehlenswert ist eine Mischkost, die sich aus dem bunten Warenkorb der Natur bedient. Denn der Mensch ist von seiner Entwicklung her ein „Mischköstler".

Eine einseitige Ernährung hingegen ist ungesund. Sie bedeutet nämlich einerseits ein Überangebot bestimmter Nahrungsbestandteile, andererseits, und das ist schlimmer, den Verzicht auf etwas. Gegen eine Currywurst oder einen Döner hin und wieder ist prinzipiell nichts einzuwenden (solange insgesamt die Energiebilanz stimmt, *siehe Seite 104*). Wer sich jedoch maßgeblich von Fast Food ernährt, lässt in der Regel Obst und Gemüse außen vor. In diesem Fehlen lebensnotwendiger Nahrungsbestandteile liegt die eigentliche Gefahr einer einseitigen Ernährung. Für strenge Veganer wiederum gilt: Der Verzicht auf alle tierischen Lebensmittel, nicht nur Fleisch, sondern auch Käse, Joghurt oder Milch, ist über eine rein pflanzliche Kost schwer zu

kompensieren, auch hier besteht die Gefahr eines Mangels. Und Diäten? Auch diese basieren oft auf einem Fehlen von etwas und sind folglich nicht der richtige Weg zu Gesundheit und Normalgewicht.

DIÄTEN – IRRWEG DER LETZTEN 30 JAHRE

Auch die verschiedenen „Diätbibeln" sind nicht widerspruchsfrei, jede fordert etwas anderes von ihren Jüngern. Ob Kohlsuppendiät oder Atkins, keine Diät kann auf lange Sicht durchgehalten werden – entweder weil sie auf Dauer nicht mehr schmeckt oder weil sie dem Körper nicht gibt, was er braucht. Bei den Diäten gibt es wechselnde Moden, Anschauungen und „Glaubensgemeinschaften". Aber auch die Ernährungspyramiden als Empfehlungen für einen gesunden Speiseplan werden weiterentwickelt. Waren bis vor kurzem noch die Kohlehydrate (Reis, Kartoffeln, Nudeln) in der Basis stark vertreten, so wandelt sich dies im Augenblick. Die aktuellsten Empfehlungen kommen wie so oft aus Amerika und besagen: Obst und Gemüse sollen die Grundlage unserer Ernährung bilden. Für die von der Harvard School of Public Health entwickelte Ernährungspyramide *(siehe Seite 102)* sprechen derzeit die meisten wissenschaftlichen Argumente.

Die häufig wechselnden Anschauungen verdeutlichen eines: Wir müssen uns eingestehen, dass wir noch wenig über Ernährung wissen. Das liegt unter anderem daran, dass man nur schwer umfassende Studien durchführen kann. Wer würde auch schon im Dienst der Forschung zehn Jahre lang Spinat essen und

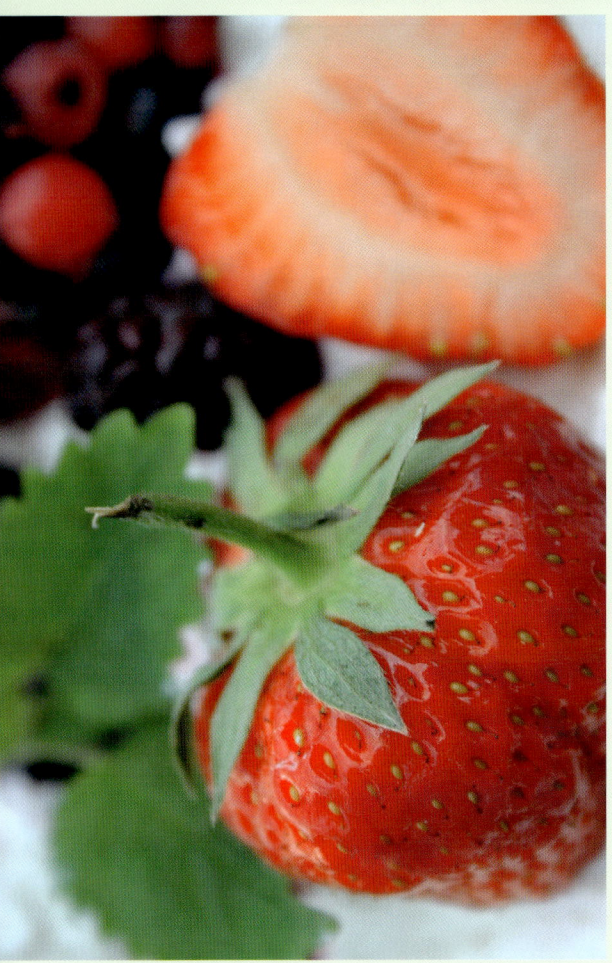

etwas verzichten, Sie wollen es! Und Sie werden sogar viel hinzugewinnen.

„BRENNSTOFFE" UND „BAUMATERIAL" FÜR UNSEREN KÖRPER

Noch einmal möchte ich auf den Vergleich zwischen unserem Körper und einem Automobil zurückkommen: Wie Sie wissen, braucht Ihr Wagen Treibstoff und Ersatzteile. Unser Körper hat ähnliche Bedürfnisse, wenn auch wesentlich komplexere. Ihr Körper ist eine „Hochleistungsmaschine", die jede menschliche Konstruktion in den Schatten stellt.

Egal, welchen Treibstoff Sie „tanken", das heißt, egal, was Sie essen: Der Körper schafft es fast immer, daraus Energie zu erzeugen. Versuchen Sie das mal mit Ihrem Auto! Doch gibt es auch für den Körper Treibstoffe, mit denen er besonders gut „läuft". Die zu bevorzugenden Treibstoffe für Ihren Körper sind Stärke aus Vollkornprodukten sowie ungesättigte Fette.

Aber auch Reparatur muss sein: Innerhalb eines Jahres tauscht Ihr Körper die Hälfte seiner 40 Milliarden Zellen durch neue aus. Fliegender Reifenwechsel sozusagen, ohne dass Sie davon etwas mitbekommen. Notwendig dafür ist zum einen, dass Sie Baumaterial zuführen, aus dem unser Körper neue Zellen bilden kann: ungesättigte Fettsäuren z. B. für die Zellwände und für die Hormonbildung, Proteine, also Eiweiße, für unsere Muskeln, Vitamine und Mineralsstoffe, damit der Stoffwechsel funktioniert. Es ist also wichtig, dass wir unsere Nahrung nicht nur als Brennstofflieferant sehen,

Buch darüber führen? Aber wir wissen genug, um ein paar einfache Empfehlungen geben zu können. Diese umzusetzen, erfordert am Anfang Disziplin. Aber seien Sie sich gewiss: Sie werden nach einer Weile der Ernährungsumstellung merken, dass Sie auf bestimmte Nahrungsmittel wie z. B. Currywurst und Pommes frites nur noch selten Appetit haben. Das heißt: Langfristig müssen Sie nicht auf

sondern als wertvollen Rohstoff, aus dem sich unser Körper permanent erneuert!

DIE GROSSE VERWIRRUNG

Die Verunsicherung hinsichtlich der eingangs erwähnten Diäten ist verständlich, zumal viele der Diäten tatsächlich funktionieren – aber eben immer nur für kurze Zeit. Kein Mensch hält über einen längeren Zeitraum den Verzicht auf wichtige Reparaturstoffe aus, die er eigentlich bräuchte. Und wenn, dann nur um den Preis einer schnelleren Alterung. Mit unserem Körper verhält es sich dann wie mit einem Fahrzeug, in das keine Ersatzteile mehr eingebaut werden, obwohl es bereits einen deutlichen Verschleiß aufweist.

Nicht selten ist auch die Wissenschaft an diesem Verwirrspiel beteiligt, die alle halbe Jahre mit einer neuen Sensation aufwartet, beispielsweise einen neuen Wirkstoff in einem Obst oder einem Gemüse ausfindig macht. Der Fokus der öffentlichen Wahrnehmung verengt sich dann je nach Forschungsgegenstand auf den Vor- oder Nachteil eben dieses einen Nahrungsbestandteils, und populäre Magazine und andere Medien basteln daraus einen Ernährungstipp, wenn nicht gleich eine ganze Ernährungslehre. Dabei wird jedoch in den seltensten Fällen berücksichtigt, dass Ernährung und Gesundheit ein sehr komplexes Wechselspiel sehr vieler Faktoren sind. Und man übersieht dabei gerne die unterschiedliche Veranlagung der Menschen. Nicht alle reagieren auf ein und denselben Ernährungstipp auf die gleiche Weise. Deshalb sind Ernährungslehren, die mit generellen Ge- oder Verboten hantieren, immer mit Vorsicht zu genießen.

Das alles hat schließlich dazu geführt, dass knapp die Hälfte der Deutschen einer Umfrage zufolge nicht mehr sagen kann, was eine gesunde Ernährung ist. Die Vielzahl der Ernährungslehren hat die Menschen orientierungslos zurückgelassen, mit der Folge, dass viele resignieren und einfach drauflos essen, was ihnen die Werbung präsentiert.

In der DIRECT-Studie, veröffentlicht im Juli 2008 von Iris Shai und anderen im renommierten New England Journal of Medicine, wurde erstmalig über zwei Jahre hinweg die Wirksamkeit der drei populärsten Diät-Regime verglichen: 1. fett- und kalorienreduziert, 2. mediterran und kalorienreduziert und 3. kohlehydrat- aber nicht kalorienreduziert („Atkins"). Alle Teilnehmer erhielten zusätzlich eine Ernährungsberatung. 85 Prozent konnten diese Ernährungsformen durchhalten. Den höchsten Gewichtsverlust erreichten die Teilnehmer mit mediterraner sowie kohlehydratreduzierter Ernährung (4,4 bzw. 4,7 Kilogramm). Letztere hatte den günstigsten Einfluss auf den Fettstoffwechsel (HDL stieg, Triglyceride sanken), die mediterrane senkte den Blutzucker am besten. Diese Ergebnisse unterstreichen, dass Sie am besten gemeinsam mit Ihrem Arzt festlegen, was für Sie und Ihre Vorerkrankung die optimale Ernährung ist.

Diese Diäten lassen sich unter optimalen Bedingungen offenbar durchhalten und können ein guter Einstieg in eine Ernährungsumstellung sein. Noch mehr Erfolg als die Probanden in der Studie werden Sie haben, wenn Sie gleichzeitig auf ausreichend Bewegung achten.

Auf jeden Fall sollte Ihre Ernährung ausreichend Eiweiß enthalten, mindestens 1 g/kg Körpergewicht, also mindestens 80 Gramm für einen 80 Kilogramm schweren Menschen. Dabei sollten Sie darauf achten, nur selten rotes Fleisch zu essen, damit Ihr Dickdarmkrebsrisiko niedrig bleibt.

DAS GEHEIMNIS DES ABNEHMENS

Der Grundumsatz eines Menschen – also jene Energie, die der Körper in Ruhe verbraucht, um alle lebenswichtigen Organfunktionen aufrechtzuerhalten – kann von Mensch zu Mensch erheblich differieren. Der eine kommt mit 1100 Kalorien Energiebedarf pro Tag aus, der andere braucht vielleicht 1600. Der entscheidende Faktor, um den Grundumsatz zu erhöhen, ist die *Muskelmasse*, die zum einen genetisch festgelegt, zum weitaus größten Teil aber über gezielte Kraftübungen trainierbar ist (vgl. hierzu Kapitel 6). Zudem gibt es Menschen, die bessere „Futterverwerter" sind als andere. Beides – der Grundumsatz und die Nahrungsverwertung – erklärt, warum bei gleicher Kalorienzufuhr der eine zunimmt und der andere eben nicht. Der eine wandelt die zugeführte Nahrungsenergie beispielsweise zu einem großen Teil in Wärme um, der andere legt die nicht benötigte Energie in Form von Fett in entsprechenden Depots ab. Und mittlerweile gibt es sogar erste Hinweise, dass es Menschen gibt, die wie Tiere in der Lage sind, bisher als unverdaulich erachtete Nahrungsmittelbestandteile, wie zum Beispiel Ballaststoffe, zu verdauen, d. h., daraus Energie zu gewinnen!

GEWICHT HALTEN

Laut einer Studie des Deutschen Instituts für Ernährungsforschung in Potsdam können Patienten, die abgenommen haben, ihr Gewicht über eine eiweißreiche Ernährung am besten halten. Die Erklärung: Beim Abbau von Eiweiß wird Glucagon ausgeschüttet, der Gegenspieler des Insulins. Essen wir zu wenig Eiweiß, haben wir automatisch einen erhöhten Insulinspiegel und bald wieder Appetit.

Den Fokus auf einen niedrigen glykämischen Index *(siehe hierzu Seite 85f.)* zu richten, brachte keinen Vorteil.

GRUNDKENNTNISSE SICHERN KOMPETENZ

Die Nationale Verzehrsstudie 2008 hat gezeigt, dass nur 18 Prozent der Männer und 40 Prozent der Frauen die Bedeutung der Kampagne „5 am Tag" *(siehe Seite 100)* kannten. Nur 8 Prozent der Deutschen konnten ihren Energiebedarf richtig einschätzen, 53 Prozent waren dazu nicht in der Lage und machten keine Angabe.

Wer sich gesund ernähren oder sein Gewicht reduzieren möchte, sollte sich einige Grundkenntnisse über unsere Nahrungsmittel aneignen. Wissen bewirkt an sich schon eine Motivation. Fehlen die Kenntnisse gänzlich, ist eine Veränderung der Essgewohnheiten kaum möglich.

Insofern bietet es sich an dieser Stelle an, Ihnen die wichtigsten Grundkenntnisse zu den Lebensmitteln, die Sie täglich zu sich nehmen sollten, kurz darzustellen oder sie aufzufrischen. Im Vordergrund sollen vor allem die Energielieferanten des Körpers stehen, die Kohlehydrate, die Eiweiße und die Fette.

MAKRO- UND MIKRO-NÄHRSTOFFE

Makronährstoffe ist die zusammenfassende Bezeichnung für die Hauptnährstoffe unseres Körpers: Fette, Kohlehydrate und Eiweiße. Unter Mikronährstoffen versteht man Vitamine, Mineralstoffe und Spurenelemente, die wir nur in kleinen Mengen benötigen.

KOHLEHYDRATE – FLUCH UND SEGEN ZUGLEICH

Kohlehydrate sind *die* Energielieferanten für den Körper. Sie liefern quasi den Sprit für den menschlichen Motor. Kohlehydrate stehen in unserer Nahrung in Form von Zucker oder komplexen Zuckern, der Stärke, zur Verfügung. Stärke besteht aus langen Ketten von einzelnen Zuckermolekülen. Beim Verdauungsvorgang müssen diese Zuckerketten in ihre Einzelbestandteile, die einfachen Zucker, aufgespalten werden. Über das Blut werden sie schließlich dorthin transportiert, wo sie benötigt werden.

GUTE UND SCHLECHTE KOHLEHYDRATE
DER GLYKÄMISCHE INDEX (GLYX)

Kohlehydrate bilden also den Treibstoff für unseren Körpermotor. Die einfachen Kohlehydrate, die Zucker, sind schlechte

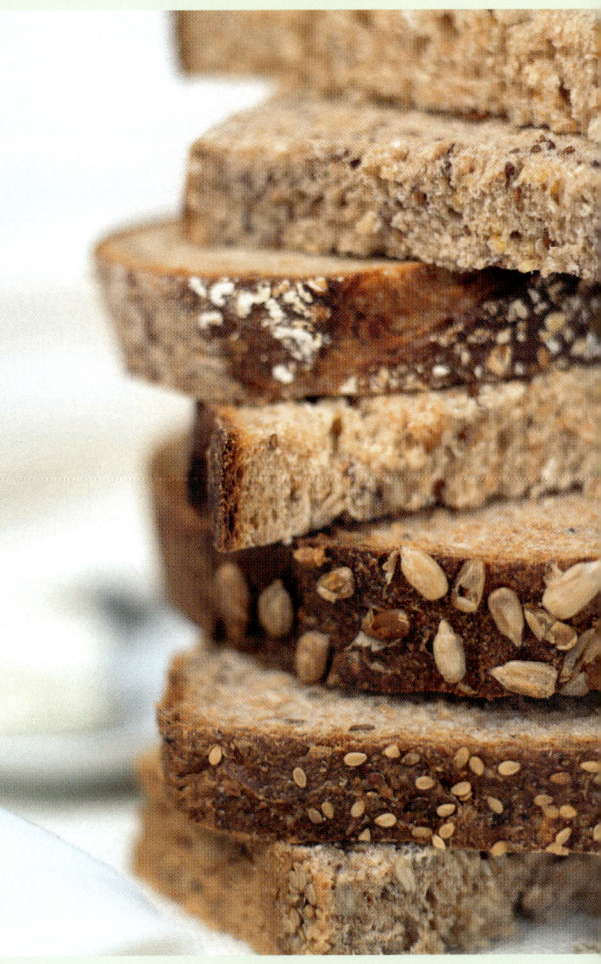

Energielieferanten, da sie den Blutzuckerspiegel kurzfristig in die Höhe treiben (warum dies so ist *(siehe Seite 89ff.)*. Weitaus besser sind komplexe Kohlehydrate wie die Stärke, die dann am besten sind, wenn sie von unverdaulichen Faseranteilen, also den Ballaststoffen, umgeben sind. Dadurch dauert der Verdauungsprozess länger und die entstehenden Zucker „schießen" nicht, sondern „tröpfeln" ins Blut. Der Blutzuckerspiegel steigt dann nur moderat – und fällt auch nicht abrupt.

Um eine Maßeinheit zur Orientierung zu haben, hat man sich für eine Kategorisierung von Lebensmitteln im Hinblick auf ihre Auswirkungen auf den Blutzuckerspiegel entschieden: Die Rede ist vom Glykämischen Index (Glyx oder GI). Der GI ist eine Maßzahl dafür, wie schnell 50 Gramm Kohlehydrate (KH) aus einem Lebensmittel binnen zwei Stunden als Blutglucose messbar sind. Dabei werden 50 Gramm Glucose gleich GI 100 gesetzt.

Gute Kohlehydrate erhöhen den Blutzuckerspiegel nur moderat und besitzen demnach nur einen geringen Glyx. Schlechte Kohlehydrate dagegen provozieren einen hohen Blutzuckerspiegel und haben demnach einen hohen Glyx. Ein hoher Blutzuckerspiegel bewirkt aber eine überschießende Insulinreaktion, die zur Folge hat, dass der er auch wieder sehr schnell sinkt. Die Folgen sind erneuter Heißhunger – meist auf etwas Süßes.

GUTE KOHLEHYDRATE KOMMEN VOR IN:

→ Obst und Gemüse, z. B. Hülsenfrüchten wie Erbsen, Linsen, Kichererbsen oder Bohnen
→ Vollkornprodukte wie Vollkornreis, -brot und -nudeln, Haferflocken etc.

SCHLECHTE KOHLEHYDRATE KOMMEN VOR IN:

→ Getreideprodukten aus gemahlenem und gesiebtem Mehl wie Weißbrot, Kuchen, Gebäck, Nudeln etc.
→ Reis und Kartoffeln (es sei denn, man lässt sie nach dem Kochen erkalten und verwertet sie erst danach weiter. Durch das Erkalten verwandelt sich ein Teil der Stärke in nicht aufspaltbare resistente Stärke)
→ Haushaltszucker und Traubenzucker (auch in versteckter Form in Softdrinks und Limonaden, Gebäck etc., siehe unten.)
→ Gefilterte Obstsäfte (weil hier der Faseranteil des Obstes entfernt wurde)
→ Alkohol

ALKOHOL HAT ES IN SICH

Ein Großteil des Übergewichts ist durch Alkoholkonsum bedingt. Alkohol hat 50 Prozent mehr Kalorien als Zucker und liegt damit fast auf der Stufe von Fett! Ein Glas Bier oder Wein kann sich durchaus günstig auf die Gesundheit auswirken. Wird es mehr, schlägt das Pendel jedoch schnell um: Neben Gesundheitsschäden wie Bluthochdruck, Impotenz und Leberschäden kommt es vor allem zu Übergewicht. Bei Alkohol handelt es sich um sogenannte „leere" Kalorien, die dem Körper nichts Verwertbares zuführen und die Eigenschaft haben, sich fast sofort nach Genuss auf Bauch oder Hüften niederzuschlagen. Zudem macht Alkohol auch noch Appetit auf „deftiges" Essen. Bei vielen Patienten ist die Schlacht gegen das Übergewicht schon geschlagen, wenn der Alkoholkonsum eingestellt oder reduziert wird. Aber auch ein Glas täglich summiert sich am Ende des Jahres zu 5 Kilogramm Hüftspeck, wenn die Kalorien des Alkohols nicht an anderer Stelle eingespart werden – bitte jedoch nicht bei Obst und Gemüse!

VERSTECKTE ZUCKER

Haushaltszucker ist ein hoch verdichtetes, schlechtes Kohlenhydrat, das den Blutzucker und die dazugehörige Insulinantwort schnell ansteigen lässt. Zucker sollte deshalb nur in Maßen genossen werden. Den Zucker, den man sich in den Kaffee rührt oder über die Süßspeise streut, sieht man und nimmt ihn noch bewusst war. Viele haben jedoch kaum noch eine Vorstellung davon, in welchen Lebensmitteln oder Drinks, gerade auch für Kinder, sich welche (Un-)Mengen von Zucker verbergen. Diese Zuckermengen sieht man zwar nicht, sie schlagen in der Energiebilanz *(siehe Seite 104)* aber erheblich zu Buche. Zur ersten Orientierung, von welchen Größenordnungen ich spreche, dient die folgende Auflistung:

500 g Tomatenketchup
····⟩ 20 Stück Würfelzucker

1 Kinderjoghurt
····⟩ 8 Stück Würfelzucker

1 l Cola
····⟩ 40–44 Stück Würfelzucker

500 g Fruchtbuttermilch
····⟩ 21 Stück Würfelzucker

500 g Fruchtjoghurt
····⟩ 21 Stück Würfelzucker

1 l Kakao
····⟩ 18 Stück Würfelzucker

ZUCKERAUSTAUSCHSTOFFE UND SÜSSSTOFFE

„Mit Zuckeraustauschstoffen – für Diabetiker geeignet" lesen wir häufig auf Lebensmittelprodukten. Und viele greifen dann zu. Das kann fatal sein, denn viele Zuckeraustauschstoffe benötigen zwar kein Insulin, damit sie in den Stoffwechsel gelangen, sie haben aber fast so viele Kalorien wie Zucker. Zum Abnehmen sind sie daher nur bedingt geeignet. Aber immerhin: Durch den geringeren Insulinanstieg ist auch der nachfolgende Hunger etwas geringer, Heißhungerattacken werden nicht noch gefördert. Die Süßkraft ist ähnlich wie bei Haushaltszucker. Zu diesen Zuckeraustauschstoffen zählen: Sorbit (E 420), Mannit (E 421), Isomalt (E 953), Maltit (E 965), Maltitol-Sirup (E 965), Lactit (E 966), Xylit (E 967) sowie Fructose (Fruchtzucker).

Fructose ist preiswert und wird daher immer häufiger zum Süßen verwendet.

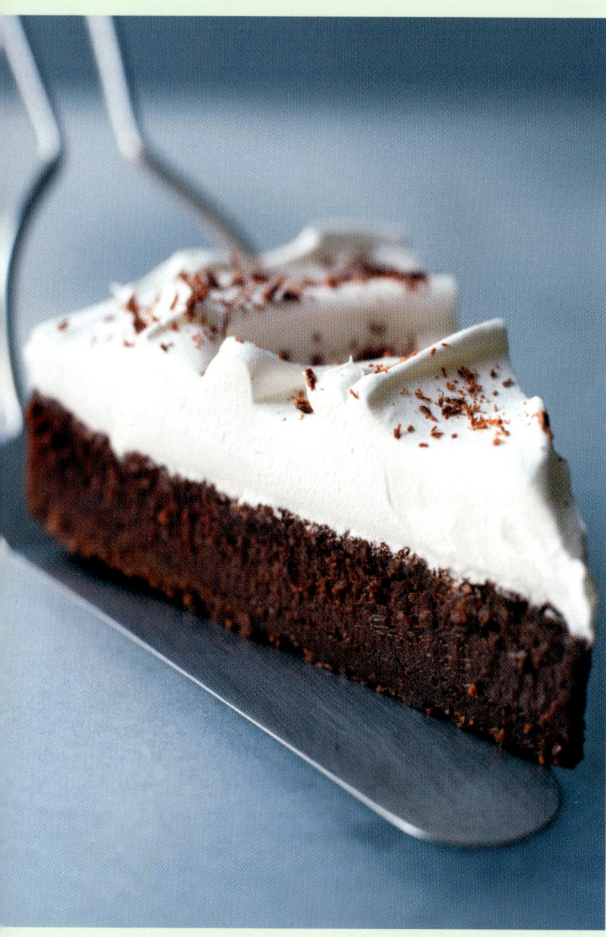

durch eine höhere Nahrungsaufnahme kompensiert werden.

Fazit: Süßstoffe können helfen, das Gewicht in den Griff zu bekommen. Aber auch ein natürlich gesüßtes Stück Kuchen oder Torte ist hin und wieder erlaubt. Wer es nicht übertreibt und die Energiebilanz nicht überstrapaziert, kann sich das leisten – und in vollen Zügen genießen. Oder lassen Sie einfach den Zucker aus dem Kaffee! Sie werden sich wundern, wie schnell Sie sich daran gewöhnen können.

DREI KILOGRAMM IN ZWEI TAGEN – GEHT DAS WIRKLICH?

Ja! Aber Sie verlieren zum größten Teil Wasser. Das ist nämlich an unseren Kohlehydratspeicher – das Glykogen – gebunden. Nach zwei Tagen Diät ist das Glykogen verbraucht und setzt das Wasser frei. Das Fett ist leider immer noch da.

Schmilzt das Fett auch beim Fortsetzen der Diät? Leider nicht sofort. Um weiter Zucker für das Gehirn herzustellen, greift der Körper auf das Eiweiß der Muskeln zurück und baut diese ab, wenn Sie nicht mit Sport gegensteuern. Erst nach 14 Tagen schaltet der Körper auf vermehrte Fettverbrennung um – dann sind die meisten Diäten aber schon wieder vorbei. Und Sie haben Ihre wichtigsten Fettverbrenner dezimiert, nämlich Ihre Muskeln, essen aber wie zuvor. Jo-Jo lässt grüßen.

Dadurch kommt es oft zu einer „Malabsorption" (einer Stötung der Nährstoffaufnahme), was Darmbeschwerden verursachen kann. Fructose kann die Gewichtszunahme fördern.

Süßstoffe hingegen sind synthetisch hergestellte oder natürliche Ersatzstoffe für Zucker, die eine wesentlich höhere Süßkraft besitzen. Sie haben wenig Kalorien. Allerdings kann es vorkommen, dass die eingesparten Kalorien

ÜBERSCHÜSSIGE ZUCKER
WANDERN IN DIE FETTDEPOTS

Wie reagiert der Körper auf ein Überangebot von Nahrung? Wenn die Depots in Muskeln und Leberzellen bereits durch die zugeführte Nahrung gefüllt sind, muss die Energie anderweitig deponiert werden. Das eigentlich für die Einschleusung der Zucker (und anderer Energielieferanten wie Eiweißen und Fetten) in die Depotzellen zuständige Hormon Insulin aus der Bauchspeicheldrüse steht sozusagen vor verschlossenen Zelltüren und hat keine andere Wahl, als die Zuckermoleküle in Form von Fett in den Fettdepots des Körpers abzulagern *(siehe Seite 52)*. Die Folge ist klar: Sowohl das Körpergewicht als auch die Fettdepots nehmen kontinuierlich zu.

SCHLECHTE KOHLEHYDRATE:
ZUCKER MACHT HUNGER
AUF ZUCKER

Die schnell zerlegten Kohlehydrate, zum Beispiel aus Weißbrot oder Nudeln, „schießen" regelrecht, wie bereits erwähnt, als Zucker ins Blut und provozieren damit eine schnelle und überschießende Ausschüttung von Insulin. Wenn die Energiedepots gefüllt sind, werden die überschüssigen Zucker durch das Insulin in den Fettdepots gespeichert und dort verschlossen aufbewahrt. Durch die hohe Insulinaktivität jedoch sinkt spätestens nach zwei bis drei Stunden der Blutzuckerspiegel. Ein niedriger Blutzuckerspiegel wiederum signalisiert dem Gehirn, dass Energie fehlt. Energie, die das Gehirn dringend braucht. Auf

die Energiereserven der Fettdepots kann der Körper aufgrund der Insulinwirkung nicht zurückgreifen.

So entsteht über das dringende Energiebedürfnis des Gehirns eine Hungerattacke. Der Körper schreit nach schnell verwertbarer Energie, also nach schnell zerlegbaren Kohlehydraten – und hastig greift man zu Kuchen, Schokolade, Cola und Co. Die oben beschriebenen Folgen dieser massiven Zuckerzufuhr wiederholen sich, ein Teufelskreis beginnt, den man auch als Insulinfalle beschreibt und der nicht nur zu Übergewicht, sondern auf lange Sicht zu einer Zuckerkrankheit führen kann.

UNSERE VORFAHREN DER
URZEIT KANNTEN KEINEN
REINEN ZUCKER

„Früher", also zu der Zeit, als unsere Vorfahren noch Jäger und Sammler waren, verhielt sich der Zuckergehalt in der Nahrung in etwa proportional zum aufgenommenen Eiweiß und Fett. Da es kaum freien Zucker in der Natur gab, signalisierte ein Blutzuckeranstieg am Ende eines Essens, dass der Mensch von allem genug gegessen hatten. Er fühlte sich satt. Aber dieses über Jahrmillionen einpendelte System spielt in unserer süßen Fast-Food-Welt verrückt. Ein Glas Cola enthält so viel Zucker wie 2,5 Kilogramm Fleisch. Wie reagiert der Körper auf diese Veränderung in der Nahrungszusammensetzung? Er ist verwirrt. Das Signal, das von einem Cola-Burger-Fritten-Menü mit rund 1.000 Kalorien ausgeht, liest er, als hätten Sie gerade 10.000 Kalorien an

„natürlichem" Essen zu sich genommen. Die Folge: Er schüttet dementsprechend viel zu viel Insulin aus. Und das wiederum erzeugt in kurzer Zeit erneut Hunger, wie weiter oben bereits erklärt wurde. Unsere Bewegungsarmut interpretiert der Körper zudem falsch, denn sie signalisiert ihm: Es gibt nichts zu jagen und somit auch in nächster Zeit nichts zu essen. Daher nutzt der Körper die vorhandenen Kalorien ganz besonders gut und gründlich aus …

Aber der hohe Zuckerkonsum hat noch weitere Nachteile: Glukose besitzt die negative Eigenschaft, dass ein bestimmter Anteil des Moleküls in einer aggressiven Form (der offenen Aldehydform) vorliegt. Ähnlich wie beim Formaldehyd (einem Konservierungsstoff, der gerne in der Anatomie zur Konservierung von Leichen verwendet wird, aber für den noch lebenden Organismus wie den unseren Gift ist) kommt es dann zu irreversiblen Reaktionen mit Eiweißen, die zu Gefäß- und Nervenschäden, zuerst an Auge, Niere und Fuß führen.

Zu bevorzugen sind daher die guten Kohlehydrate mit einem niedrigen Glyx, die nur langsam und stetig in Zucker umgewandelt werden und so für ein gleichmäßiges Energieangebot sorgen.

GUTE UND SCHLECHTE KOMBINATIONEN

Doch der Glykämische Index allein ist kein aussagekräftiger Indikator für die Energiedichte unserer Nahrung. Wir verzehren schließlich in den seltensten Fällen Lebensmittel einzeln, zum Beispiel Nudeln pur, sondern kombinieren Nahrungsmittel fast immer, zum Beispiel Nudeln mit Sauce und Käse. Besonders Kohlehydrate werden in Kombination gegessen. Die Werte der Insulinausschüttung können sich durch eben diese Kombinationen bisweilen verbessern – aber leider auch um bis zu 400 Prozent verschlechtern. Essen Sie beispielsweise reines Weißbrot ohne Belag, wird es schnell verdaut und landet ebenso schnell als Zucker im Blut. Essen Sie das Weißbrot zu einer Mahlzeit, die auch Eiweiß und Fett enthält, wie z. B. Käse, bleibt es länger im Magen und wird insgesamt langsamer verdaut.

DIE GLYKÄMISCHE LAST

Der Insulinbedarf hängt nicht nur vom Glyx, sondern auch von der insgesamt verzehrten Kohlenhydratmenge ab. Darüber gibt der Glyx keine Auskunft, denn er bezieht sich, wie oben vermerkt, stets auf 50 Gramm Kohlehydrate. Diese Kohlenhydratmenge entspricht rund 100 Gramm Weißbrot oder 700 Gramm Möhren, eine Menge, die üblicherweise nicht auf einmal verzehrt wird. Aus diesem Grund wurde zur Beurteilung von Mahlzeiten die Glykämische Last (GL = glycemic load) eingeführt. Sie berücksichtigt sowohl den Glyx der jeweiligen Lebensmittel als auch die Kohlenhydratmenge der tatsächlichen Portion. So haben 700 Gramm Möhren die gleiche GL wie 100 Gramm Weißbrot, weil in beiden Mengen 50 Gramm Kohlehydrate enthalten sind.

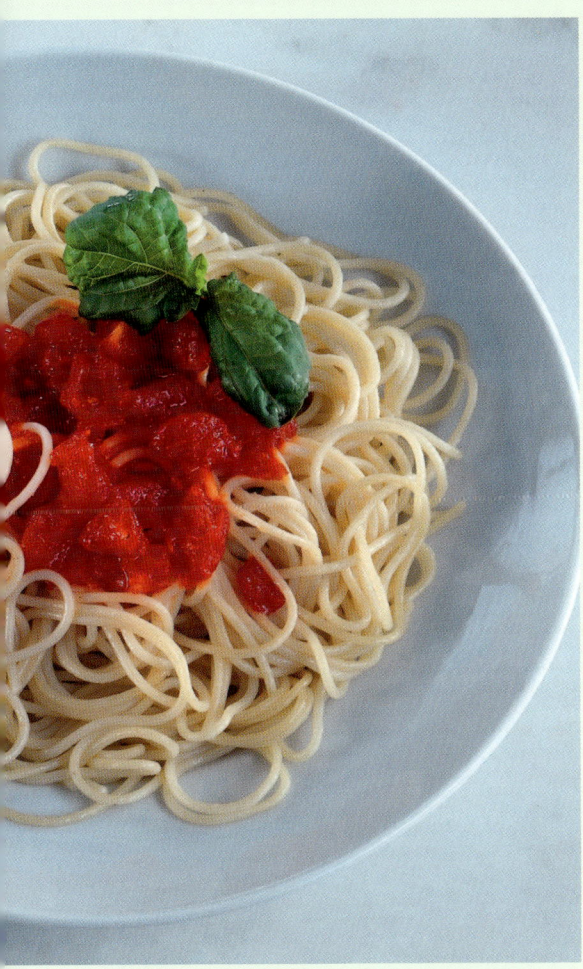

wieder der Kreis, denn ein günstiger Volumetrics-Wert besagt nichts anderes, als dass Nahrungsmittel, die viel Wasser und Ballaststoffe enthalten, weniger Kalorien enthalten als wasser- und ballaststoffarme.

ABNEHMEN IM SCHLAF – OHNE KOHLEHYDRATE!

Wenn wir abends zu Bett gehen, beginnt der große Reparaturbetrieb unseres Körpers. Der Stoffwechsel schaltet vom Leistungsstoffwechsel des Tages um auf den Regenerationsstoffwechsel der Nacht. Die Regeneration des Körpers und seiner Zellen ist jedoch ein recht aufwendiger Prozess, vergleichbar mit dem Aufenthalt eines Fahrzeugs in der Werkstatt: Es fährt zwar nicht, dennoch wird kräftig daran gearbeitet, damit am nächsten Tag wieder alles einwandfrei läuft.

Diese Regenerationsprozesse werden vom Wachstumshormon gesteuert und benötigen Energie, die sich der Körper im besten Fall aus den Fettreserven holen kann. Dazu muss jedoch nachts der Insulinspiegel niedrig sein, denn ein hoher Spiegel verhindert, dass aus den Fettdepots Fett als Energieträger zur Verfügung gestellt wird.

Mein Tipp, wenn Sie abnehmen möchten: Verzehren Sie abends keine bzw. nur sehr wenig Kohlehydrate, weder Kartoffeln noch Nudeln, Reis oder Brot. Essen Sie also in puncto Kohlehydrate wie ein Bettler. Bevorzugen Sie ein Stück Fleisch, Fisch oder Tofu mit Gemüse oder Salat. Diese Nahrungsmittel haben einen sehr geringen Kohlenhydratanteil und bei den Kohlehydraten handelt

Neuere Wort- und Marketingschöpfungen, wie die Volumetric-Diät, drücken die Energiedichte im sogenannten Volumetrics-Wert aus. Dieser Wert gibt an, wie viele Kilokalorien pro Gramm Lebensmittel enthalten sind. Als Faustregel gilt: Empfohlene Lebensmittel enthalten selten mehr als 1,25 Kilokalorien pro Gramm. Diese Beschreibung passt auf Suppen, Obst, Gemüse und Vollkornprodukte. Und hier schließt sich

es sich zudem um die guten. Auf diese Weise halten Sie den nächtlichen Insulinspiegel niedrig und bringen Ihre Fettdepots zum Schmelzen. Abnehmen im Schlaf – einfacher geht's nicht! Zusatztipp: Sie nehmen im Schlaf umso schneller ab, je mehr Muskelmasse Sie haben *(siehe Seite 56)*.

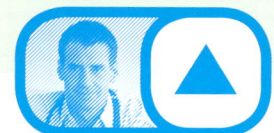

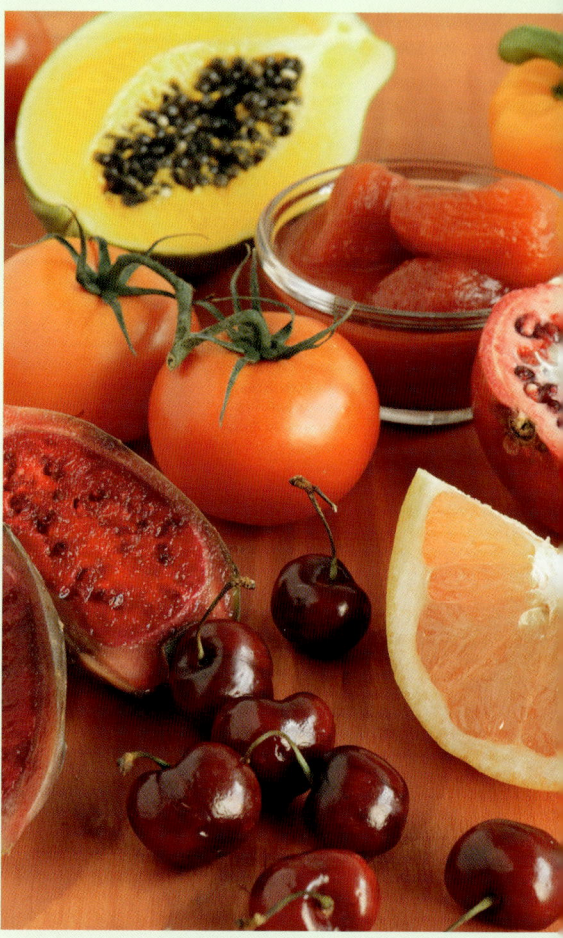

DR. KURSCHEID'S TIPPS:

Die Kartoffel sieht sich immer wieder dem hartnäckigen Irrtum ausgesetzt, dass sie „dick mache". Macht man jedoch die Probe aufs Exempel, so zeigt sich, dass eine Portion gekochte Kartoffeln lediglich 105 Kalorien enthält, die gleiche Menge Pommes frites dagegen 369 Kalorien. Nicht die Kartoffel selber macht also dick, sondern die Zubereitung mit zu viel Fett.

TIPP 1

Kaufen Sie festkochende Kartoffeln und kochen Sie diese mit Schale, damit das Vitamin C erhalten bleibt.

TIPP 2

Statt Kartoffeln zu frittieren, essen Sie sie lieber mit einem Kräuter-Quark-Dip. Magerquark enthält nämlich fast kein Fett, dafür aber wertvolles Eiweiß! *(Fettkarriere der Kartoffel, Grafik Seite 97)*

OBST UND GEMÜSE – TREIBEN SIE ES BUNT!

Der wichtigste Tipp für eine gesunde Ernährung ist nach aktuellsten wissenschaftlichen Studien sicherlich: Essen Sie mindestens fünf Portionen Obst und Gemüse pro Tag (eine Portion entspricht einer Handvoll).

Diese Empfehlung wurde auf die Formel „5 am Tag" (englisch: „Five a day") gebracht. Besonders in Obst und Gemüse (und in vielen Salatsorten) sind alle Vitamine und Mineralien zusammen mit den sogenannten sekundären Pflanzenstoffen vorhanden. Oftmals sorgen erst diese Stoffe dafür, dass die Vitamine in unserem Körper ihre Wirkung entfalten können. So enthält ein Apfel zum Beispiel über 4.000 verschiedene Stoffe, die höchste Konzentration davon tatsächlich direkt in und unter der Schale. Ihre volle Wirkung entfalten diese nur im Zusammenspiel, vergleichbar mit einem Orchester. Ein Multivitaminpräparat hingegen enthält nur ca. 12 Vitamine. Somit fehlen noch mindestens 3.988 Hilfsstoffe ... Mittlerweile häufen sich die wissenschaftlichen Hinweise, dass isolierte Vitamine meist keine und bisweilen sogar schädliche Wirkungen im Menschen entfalten. So hat man festgestellt, dass eine zusätzliche Vitamin-A-Zufuhr bei Rauchern das Risiko erhöht, an Lungenkrebs zu erkranken.

IDEALE SCHLANKMACHER

Obst und Gemüse versorgen unseren Körper mit Vitaminen, lebensnotwendigen Nährstoffen und Energie. Wie bereits erwähnt, sind sie aufgrund ihres hohen Ballaststoffanteils (unverdauliche Faseranteile), der die Aufspaltung ihrer Kohlehydrate in einfache Zucker verzögert und somit für eine gleichmäßig verlaufend Insulinreaktion sorgt, besonders zu empfehlen. Zudem sind sie durch ihren hohen Wasser- und Ballaststoffanteil hervorragende Magenfüller, die einen relativ niedrigen Kaloriengehalt aufweisen. Es sind sozusagen natürliche „Light-Produkte". Dies alles macht sie bei einer Ernährungsumstellung – auch gegen Übergewicht – zu besonders wertvollen Bestandteilen.

Schlagen Sie also zu und seien Sie unbesorgt: Von Obst und Gemüse ist noch niemand übergewichtig geworden!

ZURÜCKHALTUNG BEI OBSTSAFT, WEINTRAUBEN UND BANANEN!

Obst – bis auf wenige Ausnahmen – ist empfehlenswert. Obstsäfte enthalten so viele Kalorien wie eine entsprechende Menge Cola und sollten daher mit Vorsicht genossen werden. Durch den Pressvorgang werden die meisten Faseranteile, also die Ballaststoffe, die das Hinaufschnellen des Blutzuckers und eine entsprechende Insulinantwort verhindern, herausgefiltert. Infolgedessen rauscht die Glukose ungebremst ins Blut mit allen bereits beschriebenen negativen Folgen. Generell gilt also: Ersetzen Sie höchstens eine Portion der empfohlenen fünf durch einen Saft. Beißen Sie lieber direkt in einen frischen Apfel oder schneiden Sie sich morgens Ihre geschälte Apfelsine in einen frischen Obstsalat. Oder probieren Sie die „Doc-Shakes" am Ende dieses Kapitels *(siehe Seite 111f.)*!

Auch Bananen und Weintrauben enthalten viel Zucker. Wenn Sie Gewicht verlieren wollen, rate ich zur Zurückhaltung.

SEKUNDÄRE PFLANZENSTOFFE

In den letzten Jahren ist neben den wertvollen Vitaminen und Mineralstoffen noch eine weitere Nährstoffgruppe ins Visier der Wissenschaft geraten: die sogenannten sekundären Pflanzenstoffe. Mittlerweile kennt man mehrere Tausend Substanzen, die allesamt eine ganz wichtige Rolle im permanenten Reparatur- und Schutzbetrieb des Körpers spielen. Sie stärken das Immunsystem gegen Viren, Pilze, Bakterien, schützen Kreislauf und Blutgefäße oder fangen den normalen oxidativen Stress auf. Dieser oxidative Stress wird hervorgerufen durch sogenannte freie Radikale. Diese aggressiven Verbindungen des ansonsten lebensnotwendigen Sauerstoffs können mannigfaltige Schäden im Körper anrichten, bis hin zu Schäden an unserer Erbsubstanz, die wiederum zum Leistungsverlust einer Zelle oder gar zur Entstehung einer Krebszelle führen können.

Eigentlich sind sekundäre Pflanzenstoffe die chemischen Kampfstoffe der Pflanzen gegen Fressfeinde, also gegen Viren-, Pilz- oder Bakterienbefall. Man kann sie sogar sehen: So verrät die Farbe von Rotkohl oder Möhren die Anwesenheit von Anthocyanen oder Betacarotin. Manchmal kann man sie auch riechen, wie etwa beim Knoblauch, dessen Geruch auf schwefelhaltige Verbindungen (Sulfide) schließen lässt.

Für besonderes Aufsehen sorgte in der Vergangenheit die Vermutung, dass ein bestimmtes Flavonoid, das besonders in roten Trauben vorkommt, eine gefäßschützende Funktion ausübt. Auch im Rotwein ist davon etwas enthalten. Immer mehr Studien belegen inzwischen, dass sekundäre Pflanzenstoffe in der Lage sind, das Risiko für bestimmte Krebsarten zu senken.

SIND IM HEUTIGEN OBST ÜBERHAUPT NOCH AUSREICHEND VITAMINE ENTHALTEN?

Auch wenn Obst und Gemüse heutzutage oft wässrig schmecken, enthalten sie dennoch Vitamine. Durch moderne Düngung laugen die Böden sogar weniger aus als früher, sodass die Pflanzen alle benötigten Nährstoffe bekommen. Wenn Sie trotzdem hinsichtlich des Vitamingehalte Bedenken haben, hier ein Tipp: Essen Sie einfach mehr davon! Ich empfehle saisonales Bio-Obst und -Gemüse. Dieses enthält weniger Schadstoffe und ist durch die langsamere Reifung und den hohen Gehalt an sekundären Pflanzenstoffen geschmacksintensiver.

FETTE – VIELSEITIGER, ALS MAN DENKT

Würde man heute noch den Ernährungsregeln von vor über 20 Jahren glauben, wäre Fett, egal welcher Qualität, des Teufels! Heute weiß man, dass Fett nicht gleich Fett ist, zweitens, dass Fett auch nicht zwangsläufig dick oder krank macht. Die Wissenschaft unterscheidet heute zwischen „guten" Fetten, die wir in Maßen für unsere Gesundheit dringend benötigen, und „schlechten" Fetten. Diese behindern den Stoffwechsel, schädigen die Körperzellen und lassen sie vorzeitig altern. Zudem machen sie anfällig für viele Krankheiten, wie z. B. Arteriosklerose.

SEKUNDÄRE PFANZENSTOFFE UND IHRE GESUNDHEITLICHE WIRKUNG

PFLANZENSTOFF-KLASSE	KOMMEN ZUM BEISPIEL VOR IN ...	WIRKUNG NACH DEM AKTUELLEN STAND DER WISSENSCHAFT
Polyphenole	... Trauben, Beeren, Nüssen, Zwiebeln, Vollkornprodukten, Wein	beugen Herz-Kreislauf-Erkrankungen vor und verringern das Krebsrisiko
Carotinoide	... rotem und gelbem Obst wie Möhren, Tomaten, Paprika, Orangen etc. sowie in grünem Gemüse wie Spinat und Grünkohl	verringern das Risiko, an Krebs, grauem Star oder Rheuma zu erkranken
Sulfide	... Zwiebeln, Knoblauch, Lauch	beugen Krebserkrankungen vor und senken den Cholesterinspiegel und den Blutdruck
Saponine	... Sojabohnen, Spinat, Hülsenfrüchten, Tomaten, Kartoffeln und Knoblauch	wirken entzündungshemmend und harntreibend und beugen vermutlich Darmkrebs vor
Senfölglykoside	... Rettich, Senf, Kresse und Kohl	beugen Krebs vor
Phytoöstrogene	... Hülsenfrüchten, Getreidekleie und Vollkorngetreide, Hopfen, Salbei, Ölsaaten	wirken gegen die freien Radikalen, beugen Osteoporose und Wechseljahrbeschwerden vor

FETT HAT DREI AUFGABEN:

AUFGABE 1
ALS TREIBSTOFF

Fettgewebe ist eigentlich aktives Gewebe, wenn es aus ungesättigten Fettsäuren besteht, wie sie zum Beispiel in Olivenöl und Rapsöl enthalten sind: ein kurzzeitig gespeicherter Treibstoff. Der Körper benötigt die Energie, die Fett Tag und Nacht zur Verfügung stellt. Auch viele Reparaturprozesse im Körper werden erst durch Fett möglich. Es füllt zudem die Glucose-Depots der Muskeln wieder auf. Nach dem Laufen verbrennt man so mehr Energie als während des Laufens. Große Muskeln verbrauchen mehr Kalorien als kleine und sie brauchen diese Energie 24 Stunden am Tag, also auch nachts.

AUFGABE 2
FÜRS WACHSTUM

Unsere rund 40 Milliarden Zellwände bestehen zum größten Teil aus ungesättigten Fettsäuren. Auch die Verbindungen unserer Gehirnzellen, unsere Sexualhormone und viele andere unserer chemischen Botenstoffe bestehen aus ungesättigten Fettsäuren. Wir tauschen unsere Zellen ständig gegen neue aus, pro Jahr ca. 20 Milliarden.

AUFGABE 3
ALS ENERGIESPEICHER

Gesättigte Fettsäuren sind für die Industrie so interessant, weil sie lange haltbar sind. Deswegen werden auch Fette im Bauch meist als gesättigte Fette gespeichert. Sie sind auch ein mächtiger Signalstoff, doch leider nur für den Zerfall. So haben Untersuchungen ergeben, dass Übergewichtige bis zu fünfmal mehr Entzündungsstoffe im Blut haben (u. a. Cytokin 6 und andere Abwehrzellen) als Schlanke. Gerade das Bauchfett fungiert als eine Hormondrüse, die schädliche Botenstoffe aussendet (siehe Kapitel 3, Metabolisches Syndrom). Besonders schwer trifft es Übergewichtige, die sich zu wenig bewegen. Diese Personen haben viermal so viele Entzündungsstoffe im Blut wie schlanke Zeitgenossen. Die Prostata-, Dickdarm-, Brust- und Ovarialkrebsraten steigen proportional mit der Aufnahme gesättigter Fettsäuren. Ebenso Herzerkrankungen, Schlaganfälle und sogar Alzheimer. Bei Übergewichtigen sind bis zu 40 Prozent der Zellen im Fettgewebe keine Fettzellen, sondern Entzündungszellen! Wie hoch der Anteil der gesättigten Fette in unserem Körper ist, hängt direkt mit unserer Ernährung zusammen. Führt man dem Körper zu viel gesättigte Fette zu, erhöht sich der Anteil der gesättigten Fette in unserem Körper und damit die Entzündungsherde.

„SCHLECHTE FETTE"

Zu den schlechten Fetten zählt man die gesättigten Fette. Sie verdanken den Zusatz „gesättigt" ihrer Eigenschaft, mit Wasserstoffmolekülen abgesättigt zu sein. Das macht sie träge, und sie können dadurch keine anderen chemischen Verbindungen eingehen – was sie wiederum sehr haltbar macht. Durch ihre lange Haltbarkeit werden sie von der Lebensmittelindustrie bevorzugt verwendet und vom Körper gespeichert. Da die Zellmembran aller unserer Körperzellen jedoch, wie bereits erwähnt, aus Fett besteht, können diese Membranen bei einer Ernährung mit einem Zuviel an schlechten Fetten über den Fettstoffwechsel dick und un-flexibel werden. Unsere Zellwände sehen nach Jahren falschen Fettkonsums dann so aus wie eine Ziegelwand, in der einige Ziegel vorstehen, manche zurückversetzt sind und andere ganz fehlen. Diese Unregelmäßigkeiten bereiten nicht nur den Boden für Arteriosklerose, die übermä-ßige „Verkalkung" unserer Adern. Die Folge ist zudem ein schlechter Nährstoffaustausch, was schließlich dazu führen kann, dass die Zellen nicht mehr richtig funktionieren.

Diese schlechten Fette besitzen darüber hinaus auch die unangenehme Eigenschaft, die Insulinrezeptoren der einzelnen Zellen von innen heraus zu verstopfen, was dazu führt, dass das Insulin nicht mehr andocken kann, um Zuckermoleküle als Energielieferanten in die Zelle einzuschleusen. Die Folge ist im schlimmsten Fall eine Insulinresistenz der Zellen und ein permanent zu hoher Blutzucker, also ein Diabetes. Auch *Transfette* (TF) gehören zu den schlechten Fetten. Sie sind ebenfalls haltbar gemacht (gehärtet) und in sehr vielen industriell hergestellten Lebensmitteln (Frittiertes, Fer-tiggerichte, industrielles Speiseeis) enthalten. Achten Sie zu Hause darauf, Ihr Frittierfett nicht über 170 Grad Celsius und Pflanzenöl nicht über 120 Grad Celsius zu erhitzen. Wenn Öl raucht, ist es bereits krebserregend. Da Transfette vorzeitig Arteriosklerose auslösen, sind sie in New York und Kalifornien bereits verboten. Über diese Fette wird man sicherlich zukünftig auch in Deutschland heftig diskutieren.

DIE FETTKARRIERE VON 200 GRAMM KARTOFFELN

200 g	Fett
Pellkartoffeln	0,3 g
Kartoffelbrei	3 g
Kartoffelsalat	8 g
Bratkartoffeln	16 g
Pommes frites	24 g
Kartoffelpuffer	31 g
Kartoffelchips	78 g

SCHLECHTE FETTE

Schlechte Fette findet man vor allem in indus-triell gefertigten Speisen sowie in tierischen Lebensmitteln:
→ Butter
→ Sahne
→ gehärtete Pflanzenfette (billige Margarine)
→ Käse (in Maßen jedoch wegen des hohen Calcium- und Eiweißgehalts empfehlenswert)
→ Schmalz
→ Fett in Wurst oder in rotem Fleisch

„GUTE" FETTE

In Pflanzen finden sich vorwiegend ungesät-tigte Fettsäuren. Diese können einfach in den Körper aufgenommen werden, liefern guten

Treibstoff und sind exzellente Baustoffe für stabile Zellen und Gewebe. Diese guten Fette sind zudem Lieferanten für die fettlöslichen Vitamine A, D, E und K, sorgen für einen sehr guten Stoffwechsel und damit für eine gute Versorgung unserer Körperzellen. Zu den guten Fetten zählt man die sogenannten ungesättigten und mehrfach ungesättigten Fettsäuren. Ungesättigte Fettsäuren (z. B. Olivenöl) erkennt man leicht daran, dass sie bei Zimmertemperatur flüssig sind. Mehrfach ungesättigte Fettsäuren (z. B. Weizenkeimöl), liegen sogar immer in flüssiger Form vor.

GUTE FETTE SIND VOR ALLEM ENTHALTEN IN:

→ Nüssen und Kernen
  (Erdnüsse, Walnüsse, Mandeln etc.)
→ Olivenöl
→ Mandelöl
→ Erdnussöl
→ Weizenkeimöl
→ Rapsöl
→ Leinöl
→ Avocados
→ im Fleisch von frei laufendem Wild
→ fettem Fisch wie Lachs und Makrele

Schon in der Urzeit nahmen die Menschen 30 Prozent ihrer Energie über Fette auf, doch damals waren es im Gegensatz zu heute die guten. Doch warum haben wir heute mehr gesättigtes Fett im Essen? Frei laufendes Wild hat nur zehn Prozent Fett, überwiegend ungesättigtes. Werden Tiere aber industriell gehalten, bekommen keine Bewegung und werden gemästet, dann steigt der Fettgehalt auf bis zu 30 Prozent. Zudem verschlechtert sich die Qualität des Fleisches: Es ist zum größten Teil gesättigt.

GUTE FETTE SENKEN BLUTZUCKER- UND CHOLESTERINSPIEGEL

Eine besonders wichtige Eigenschaft der guten Fette besteht darin, beim gemeinsamen Verzehr von Kohlehydraten die allzu schnelle Zerlegung der Kohlehydrate in Zuckermoleküle auszubremsen und somit auch einen zu hohen Blutzuckerspiegel sowie eine darauf folgende allzu hohe Insulinantwort zu vermeiden. Deshalb sollte zum Beispiel beim Verzehr von Weißbrot, wie zum Beispiel Ciabatta oder Baguette, immer auch ein wenig Olivenöl im Spiel sein – wie es in der mediterranen Küche ja auch üblich ist. Natürlich kann man aber auch eines der anderen Öle verwenden oder Avocados dazu essen.

DIE GUTEN OMEGA-3-FETTSÄUREN

Omega-3-Fettsäuren kommen vor allem in (fettem) Fisch vor und sind mittlerweile als besonders gesunde Fettsäuren identifiziert. Bei all jenen Völkern mit einem sehr hohen Fischverzehr kommen Zivilisationskrankheiten wie Herz-Kreislauf-Erkrankungen, Rheuma oder auch Allergien weit weniger häufig vor als anderswo. Omega-3-Fettsäuren hemmen die Bildung aller Entzündungsstoffe im Körper und damit natürlich auch die Entzündungsgeschehen, wie sie nicht zuletzt der Arteriosklerose zugrunde liegen. Zudem halten besonders sie die Zellmembranen geschmeidig und gewährleisten eine ausreichende Versorgung der Körperzellen. Die erfreuliche Folge: körperliche Fitness und Wohlbefinden! Omega-3-Fettsäuren beugen Herzrhythmusstörungen vor, stabilisieren instabile Gefäßbezirke, verlangsamen das Voranschreiten von Arteriosklerose und senken die Blutfettwerte. Sie sind also ein wahrer Jungbrunnen!

EIWEISS – BAUSTEIN DES LEBENS

Proteine, eine Sammelbezeichnung für alle in der Natur vorkommenden Eiweiße, sind die Grundbausteine des menschlichen Körpers und daher lebenswichtig. Vom Hormon über die Haut und die Haare bis hin zu den Muskeln besteht gut die Hälfte des menschlichen Körpers (als Trockenmasse) aus Proteinen. Neben Wasser sind Proteine die am häufigsten vorkommende Substanz des menschlichen Körpers. Sie spielen unter anderem für den Aufbau der Gewebe und Organe, für die Immunabwehr, bei der Blutgerinnung, bei der Steuerung der Genaktivitäten und bei vielem anderen mehr eine ganz entscheidende Rolle. Hochwertige Proteine erfüllen z. B. auch eine wichtige Aufgabe im Insulin- und Blutzuckerhaushalt. Bei der Verstoffwechslung

von Eiweiß wird das Hormon Glucagon freigesetzt, ein Gegenspieler des Insulins. Eiweiß sorgt als Begleiter von Kohlehydraten beim Essen also immer auch für einen ausgeglichenen Insulin- und Blutzuckerspiegel, was für die Gesundheit und für das Körpergewicht von ganz entscheidender Bedeutung ist. Daher gibt es gute Gründe, den Körper mit hochwertigem Eiweiß zu versorgen – zumal der Körper mindestens acht der insgesamt 20 Aminosäuren, aus denen er seine Proteine zusammensetzt, nicht selbst herstellen kann.

Diese sogenannten essenziellen Aminosäuren müssen also mit der Nahrung zugeführt werden und das täglich, will man nicht Mangelerscheinungen in Kauf nehmen. Ein Eiweißmangel wirkt sich zudem negativ auf das Körpergewicht aus, denn wenn der Körper zu wenig Eiweiß erhält, holt er es sich aus den Muskeln und baut als Ersatz dort Fett ein. Eiweißmangel geht also einher mit einer Zunahme an Körperfett.

GUTE EIWEISSQUELLEN – SCHLECHTE EIWEISSQUELLEN

Grundsätzlich gilt fast immer: Eiweiß tierischer Herkunft ist biologisch höherwertiger als solches pflanzlicher Herkunft, d. h., der Körper kann aus derselben Menge Eiweiß mehr eigene Körperstrukturen aufbauen.

Bei Fleisch sollte man jedoch darauf achten, dass es mager ist. Fette Aufschnitt- und Wurstsorten, Schweinebraten, Rumpsteak oder anderes, fettes oder stark marmoriertes Fleisch sind keine empfehlenswerten

Eiweißquellen, weil die tierischen Fette aus gesättigten „schlechten" Fettsäuren bestehen.

Eine besonders günstige Eiweißquelle ist fetter Fisch, weil im Fisch auch noch die so besonders wertvolle Omega-3-Fettsäure enthalten ist *(siehe Seite 101)*.

GUTE EIWEISSQUELLEN

→ Geflügel (Huhn, Pute, Truthahn – allesamt ohne die fette Haut)
→ Fisch (Lachs, Makrele, Thunfisch und andere fette Fischsorten)
→ mageres Fleisch (vor allem Rind und Lamm)
→ magerer Schinken
→ Corned Beef
→ fettreduzierter Käse
→ fettreduzierter Quark
→ Eier
→ Soja
→ Tofu

SCHLECHTE EIWEISSQUELLEN

→ fettes Fleisch
→ Wurst
→ Innereien

10 GOLDENE REGELN FÜR EINE GESUNDE ERNÄHRUNG

REGEL 1: BEVORZUGEN SIE EINE GESUNDE MISCHKOST!

Verbote sind verboten! Sie dürfen alles essen! Greifen Sie in den Warenkorb der Natur und genießen Sie die Lebensmittelvielfalt. Eine ausgewogene Ernährung zeichnet sich durch eine abwechslungsreiche Vielfalt und eine angemessene Menge nährstoffreicher Lebensmittel aus.

REGEL 2: FÜNF PORTIONEN OBST UND GEMÜSE AM TAG!

Am besten bedienen Sie sich aus dieser Nahrungsmittelgruppe zu jeder Haupt- und Zwischenmahlzeit: mindestens zweimal Obst und dreimal Gemüse am Tag. Eine Portion ist ungefähr die Menge, die in eine Hand passt. So versorgen Sie sich energiearm mit Vitaminen, Mineralstoffen, Ballaststoffen und sekundären Pflanzenstoffen. Vitaminpräparate sind kein Ersatz!

REGEL 3: BEVORZUGEN SIE VOLLKORN-PRODUKTE (GUTE KOHLEHYDRATE)!

Brot, Nudeln, Reis, Getreideflocken etc. sollten Sie in der Vollkornvariante konsumieren, um die Insulinantwort möglichst niedrig zu halten *(s. S. 82)*.

REGEL 4: VERZEHREN SIE TÄGLICH MILCH UND MILCHPRODUKTE!

Das in der Milch enthaltene Calcium ist für den Knochenaufbau und die Verhinderung von

Osteoporose unverzichtbar. Zudem liefert Milch hochwertiges Eiweiß für Ihren Muskelaufbau.

REGEL 5: VERZEHREN SIE EIN- BIS ZWEIMAL IN DER WOCHE FISCH!

Neben Jod und Selen liefert Fisch lebensnotwendiges gutes Fett. Die wertvollen Omega-3-Fettsäuren im (See-)Fisch gehören aufgrund ihrer entzündungshemmenden Wirkung zum Besten, was Sie Ihrem Körper bieten können *(siehe Seite 99)*.

REGEL 6: WENIG FETTES FLEISCH UND WURSTWAREN !

Das in Fleisch und Wurstwaren enthaltene Fett zählt zu den schlechten Fetten *(siehe Seite 99f.)*. Zudem ist in Fleisch und in Wurstwaren der Fettanteil nicht auf den ersten Blick zu erkennen. So nimmt man allein über den Energieträger Fett meist mehr Energie auf, als man eigentlich braucht. Mageres Fleisch ist wegen des hohen Anteils an Eisen und an den Vitaminen B1, B6 und B12 sowie der essenziellen Aminosäuren jedoch ein empfehlenswertes Nahrungsmittel. 300 bis 600 Gramm Fleisch pro Woche reichen allerdings aus.

REGEL 7: ESSEN SIE WENIG UND VOM RICHTIGEN FETT!

Fett liefert Energie und lebensnotwendige (essenzielle) Fettsäuren. Durch Fett werden viele Nährstoffe für den Organismus erst nutzbar, zum Beispiel fettlösliche Vitamine. Doch zu viel Fett kann auch Übergewicht fördern. Zu viele gesättigte Fettsäuren (schlechte Fette) erhöhen

das Risiko für Fettstoffwechselstörungen, mit der möglichen Folge von Herz-Kreislauf-Krankheiten. Bevorzugen Sie pflanzliche Öle und Fette (z. B. Raps- und Sojaöl und daraus hergestellte Streichfette). Wenn man sich täglich ausreichend bewegt, kann man 60 bis 80 Gramm Fett pro Tag zu sich nehmen.

REGEL 8: WENIG ZUCKER UND SALZ!

Wir konsumieren viel zu viel Zucker und Salz. Zwei bis vier Gramm Salz pro Tag reichen voll und ganz. Oft nehmen wir bis zu 8 Gramm Salz zu uns. Salzarme Ernährung ist vor allem für Personen wichtig, die zu hohem Blutdruck neigen. Würzen Sie lieber mit Kräutern und Gewürzen. Wenn Sie Salz verwenden, dann achten Sie darauf, dass es mit Jod und Fluorid angereichert ist. Zucker und zuckerreiche Lebensmittel und Getränke sollten nur gelegentlich verzehrt werden. Zucker zählt zu den schlechten Kohlenhydraten und ist in vielen Lebensmitteln in erheblichen Mengen versteckt enthalten *(siehe Seite 91)*.

REGEL 9: MEIDEN SIE FERTIGPRODUKTE!

Von Ausnahmen abgesehen, weisen Fertiggerichte zu viele schlechte Fette, zu viel Salz und zu wenig Vitamine auf. Im Gegenzug enthalten Fertiggerichte dafür aber bis zu 1.500 Zusatz- und Aromastoffe, über deren Einwirkungen auf den menschlichen Organismus niemand wirklich seriöse Aussagen machen kann.

Zudem ist ein Einkaufswagen voll mit Fertig- und Halbfertigprodukten durchschnittlich um ein Fünftel teurer als ein Einkaufswagen mit frischer Nahrung, aus dem man die gleiche Menge an Essen zubereiten könnte.

REGEL 10:
TRINKEN SIE AUSREICHEND!

Wasser ist absolut lebensnotwendig. Trinken Sie rund 1,5 Liter Flüssigkeit jeden Tag. Bevorzugen Sie Wasser – ohne oder mit Kohlensäure – und andere kalorienarme Getränke. Bei Fieber sollten Sie pro Grad Temperaturerhöhung mindestens einen Liter zusätzlich trinken. An heißen Tagen kann der Bedarf auch auf bis zu fünf Liter steigen. Alkoholische Getränke sollten nur gelegentlich und nur in kleinen Mengen konsumiert werden.

DIE AKTUELLE (AMERIKANISCHE) ERNÄHRUNGSPYRAMIDE

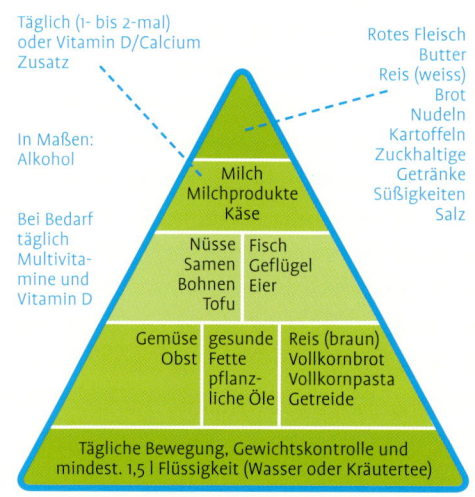

Täglich (1- bis 2-mal) oder Vitamin D/Calcium Zusatz

In Maßen: Alkohol

Bei Bedarf täglich Multivitamine und Vitamin D

Milch
Milchprodukte
Käse

Nüsse Fisch
Samen Geflügel
Bohnen Eier
Tofu

Gemüse gesunde Reis (braun)
Obst Fette Vollkornbrot
pflanz- Vollkornpasta
liche Öle Getreide

Rotes Fleisch
Butter
Reis (weiss)
Brot
Nudeln
Kartoffeln
Zuckhaltige
Getränke
Süßigkeiten
Salz

Tägliche Bewegung, Gewichtskontrolle und mindest. 1,5 l Flüssigkeit (Wasser oder Kräutertee)

Diese Ernährungspyramide basiert auf den neuesten wissenschaftlichen Erkenntnissen. Sie soll Ihnen zur Orientierung dienen, welche Lebensmittel Sie in welchem Verhältnis zueinander in etwa konsumieren sollten.

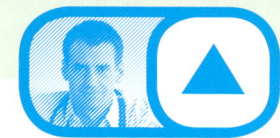

DR. KURSCHEID RÄT:
9 HILFREICHE REGELN ZUM ESSVERHALTEN

REGEL 1: BEWUSST GENIESSEN!

Allzu häufig wird nur noch nebenbei und völlig unbewusst gegessen – vor dem Fernseher, am Computer oder auf der Straße im Gehen. Die Folge: Man verliert jegliche Kontrolle über die Mengen, die man über den Tag verzehrt. Darüber hinaus verliert man das Gefühl dafür, was man da eigentlich isst und wie es schmeckt. Wer jedoch genießt, ernährt sich bewusst und hat einen Überblick, was und wie viel er gegessen hat. Machen Sie die Mahlzeit also zu einem bewussten kleinen oder großen Fest der Sinne.

REGEL 2:
ESSEN SIE GEMEINSAM MIT DER FAMILIE ODER FREUNDEN!

Damit die Ernährung wieder den ihr gebührenden Stellenwert und die entsprechende

Wertschätzung erhält, sollten Sie den alten Ritus der gemeinsam zelebrierten Mahlzeit wieder einführen. Essen Sie gemeinsam mit der Familie oder mit Freunden zu verabredeten Zeiten.

REGEL 3:
DULDEN SIE KEINE ABLENKUNG!

Konzentrieren Sie sich auf das, was vor Ihnen auf dem Teller liegt, auf das, was Sie essen und wie es schmeckt. Dulden Sie während der Mahlzeiten kein TV, keine Zeitung und kein Telefon! Das alles lenkt nur ab und degradiert das Essen zur Nebensache.

REGEL 4:
DISKUTIEREN SIE BEIM ESSEN KEINE PROBLEME!

Wer sich ärgert oder Probleme erörtert, kann sich nicht aufs Essen konzentrieren. Bei Stress werden zudem keine Verdauungsenzyme ausgeschüttet. So verbleibt das Essen lange Zeit unverdaut im Magen.

REGEL 5:
ACHTEN SIE AUF TISCHMANIEREN!

Pflegen Sie ein Mindestmaß an Tischmanieren: Alle bleiben sitzen, bis der letzte seine Mahlzeit beendet hat. Achten Sie auch bei sich selbst und vor allem bei den Kindern darauf, dass sie ordentlich am Tisch sitzen und nicht auf dem Stuhl herumlümmeln, denn auch darüber drückt man seine Wertschätzung gegenüber der Ernährung aus. Decken Sie liebevoll den Tisch, aus Respekt

vor demjenigen, der die Nahrungsmittel gekocht hat.

REGEL 6:
MECKERN VERBOTEN!

Sätze wie: „Was ist das denn? Das ess' ich aber nicht!" sind ab heute verboten. Seien Sie neugierig auf unbekannte Lebensmittel und die unterschiedlichsten Zubereitungsformen. Auch Kinder sollten zumindest probieren! Gehen Sie mit gutem Beispiel voran, Ihre Kinder werden es nachmachen. Doch übertreiben Sie es auch nicht. Niemand sollte zum Essen gezwungen werden.

REGEL 7:
ESSEN SIE LANGSAM!

Wer schnell isst, verringert die erste Verdauungsstufe im Mund, was für den Magen mehr Arbeit bedeutet. Wer ausreichend kaut, verdaut schon im Mund und isst automatisch langsamer.

Zudem: Der Sättigungsreiz braucht mindestens 10 bis 20 Minuten, um im Gehirn anzukommen. Wer schnell isst, überholt seinen Sättigungsreiz und isst deswegen mehr, als er eigentlich zum Sattwerden benötigt.

REGEL 8:
ERNÄHREN SIE SICH BEWUSST!

Wissen macht schlank! Eignen Sie sich einige Grundkenntnisse zu den verschiedenen Lebensmitteln an *(siehe Seite 81ff.)*, um Ihre Ernährungskompetenz zu erhöhen. Legen Sie auch konsequent die alten, schlechten Ernährungsgewohnheiten ab. Sie werden sehen: Nach einer Weile der Ernähungsumstellung werden Sie auf Ihre alten Favoriten (z. B. Currywurst, Fritten oder Buttercremetorten) keinen oder nur noch selten Appetit haben. Dafür haben Sie aber Ihren Ernährungshorizont um einiges erweitert, das heißt: Sie verzichten nicht auf etwas, Sie gewinnen etwas!

Achten Sie zudem auf eine ausgewogene Ernährung, denn ihr Körper wird so lange Hunger verspüren und mehr essen wollen, wie er nicht das bekommt, was er braucht!

REGEL 9:
DIE AUGEN ESSEN MIT

Äußere Faktoren bestimmen den Appetit entscheidend mit: die Personen am Tisch, die Portionsgröße und selbst die Form von Tellern und Gläsern. Versuche zeigten, dass mehr Erdnüsse gegessen wurden, wenn sie in großen Schüsseln angeboten wurden. Man isst mehr Hähnchenschenkel, wenn die abgenagten vom Tisch abgeräumt werden, als wenn sie dort liegen bleiben. Fließt in einen Suppenteller von unten Suppe nach, essen die Probanden im Schnitt 73 Prozent mehr, fühlen sich aber gleich satt! Machen Sie sich dieses Wissen zunutze. Bieten Sie sich und Ihrer Familie kleine Portionen an. Wenn Sie nach einer Wartezeit von 15 bis 20 Minuten immer noch Hunger haben, können Sie sich ja noch etwas nachnehmen.

GEWICHT REDUZIEREN –
DIE ENERGIEBILANZ

In vielen Erstgesprächen mit meinen Patienten sind zwei Dinge deutlich zu spüren. Erstens: Die meisten Menschen wissen ganz genau, dass ihr Übergewicht auch darauf zurückzuführen ist, dass sie über Jahre hinweg einfach das Falsche und davon zu viel gegessen haben. Zweitens: Die meisten Menschen glauben, alleine über die Ernährung das Gewicht beeinflussen zu können. Sie fragen sich, was sie falsch gemacht haben, suchen nach der geheimnisvollen Zauberformel – und fallen in der Regel immer wieder auf irgendeine Diät herein, die als der neueste Schrei mit Erfolgsgarantie verkauft wird.

DIE ERFOLGSFORMEL DES ABNEHMENS HEISST: BEWEGUNG UND MUSKELMASSE

Überflüssiges Körperfett ist Energie, die zugeführt, aber vom Körpermotor nicht verbrannt wurde und deshalb in unseren Fettdepots endgelagert wird. Überflüssiges Körperfett und damit Gesundheit ist also eine Frage der Energiebilanz.

Eine Ernährungsumstellung ist bestenfalls zu 30 Prozent am Abnehmerfolg beteiligt. Den Hauptteil, also mindestes 70 Prozent, erreiche ich mit Muskelkraft ud Ausdauertraining (dazu im nächsten Kapitel mehr, *siehe Seite 117ff.*). Neben dem erhöhten Kalorienverbrauch bewirkt regelmäßige Bewegung zudem, dass sich die Ernährung automatisch umstellt.

WER ZEITWEISE HUNGERT, NIMMT ZU – WER SCHLANK WERDEN WILL, MUSS ESSEN

Die Energiebilanz auszugleichen, hat nichts mit Hungerleiden zu tun. Sie werden sich lediglich angewöhnen müssen, sich von den richtigen Dingen satt zu essen. Von Obst und Gemüse ist noch niemand dick geworden. Die Fans von Currywurst und Döner werden jetzt vielleicht zusammenzucken. Doch es gibt auch für die Anhänger der Fast-Food-Küche keinen Grund, in Depressionen zu verfallen. Denn erstens sind auch eine Currywurst oder ein Döner hin und wieder erlaubt, und zweitens kann auch ein raffiniert zubereitetes Gemüse (zu Hause oder im Restaurant) eine echte Köstlichkeit sein. Probieren Sie es doch einfach oder besser gesagt mehrfach aus! In den Buchhandlungen findet man mehrere Regalmeter mit Kochbüchern, die eine Vielzahl einfachster und köstlicher Rezepte bereithalten. Vor allem die mediterrane Küche versteht sich grandios auf eine einfache und dennoch sehr gesunde und ausgewogene Ernährung.

MIT GEWOHNHEITEN BRECHEN

Gewohnheiten sind sehr mächtig. Doch so, wie man sich etwas angewöhnt, kann man es sich auch wieder abgewöhnen. Es gibt ein paar Tricks und Tipps, die dabei helfen. Manchmal genügt es schon, wenn man nur darauf aufmerksam macht, dass bestimmte Verhaltensmuster einfach nicht zum Ziel führen. Hierzu sollten Sie die zehn goldenen Regeln auf Seite 104ff. beherzigen. Wenn man sich so Stück für Stück von seinen schlechten Essgewohnheiten trennt und sich an ein paar neue Regeln gewöhnt, und wenn man sich dann vor allem regelmäßig bewegt, dann klappts auch mit dem Abnehmen.

DAS ZIEL: BESSER LEBEN – AUF DAUER!

Ziel aller Hinweise, Tipps, Tricks und Trainingsvorschläge ist es, die neu erworbene Ernährungskompetenz und ein entsprechendes Bewegungsprogramm zu Ihren neuen Lebensgewohnheiten zu machen. So, wie man sich an das Falsche gewöhnt hat, wird man sich nun an das Richtige gewöhnen. Und das ist einfacher, als man denkt.

SOLL UND HABEN

Wenn Sie flankierend zu meinem Bewegungsprogramm auch über die Ernährung Gewicht reduzieren möchten, beginnen Sie zunächst mit der Schätzung Ihres täglichen Kalorienbedarfs *(siehe Kasten Seite 106)*. Führen Sie dann über einen Zeitraum von einer Woche ein Ernährungstagebuch, in das Sie wirklich alles eintragen, was Sie über den Tag verteilt essen, also auch jeden Snack und jedes Stück Schokolade. Listen Sie auf, wie viel Sie trinken und vor allem, wie viel Kalorienhaltiges Sie trinken, z. B. Fruchtsäfte, Cola oder auch Alkohol. Notieren Sie sich auch, warum Sie gegessen haben. War es tatsächlich aus Hunger, waren Sie gestresst, haben Sie sich geärgert, hatten Sie Langeweile …

Nach dieser Woche berechnen Sie anhand einer Kalorientabelle, wie viele Kalorien Sie im Schnitt zu sich genommen haben. Vergleichen Sie anschließend diesen Wert, mit Ihrem Kalorienbedarf. Reduzieren Sie dann die zugeführten Kalorien oder erhöhen Sie den Verbrauch. Lassen Sie sich im Zweifelsfall von einem Ernährungs- oder Sportmediziner beraten.

BERECHNUNGSFORMEL FÜR DEN NORMALEN KALORIENBEDARF

Man unterscheidet für die Berechnung des täglichen Kalorienbedarfs eines Menschen zwischen Grundumsatz und Arbeitsumsatz. Der Grundumsatz ist der Basisenergiebedarf, also die Menge an Kalorien, die der Körper braucht, um alle lebenswichtigen Funktionen – von der Körpertemperatur bis zur Funktionstüchtigkeit aller Organe – aufrechtzuerhalten. Er entspricht in etwa dem Verbrauch, den Sie hätten, wenn Sie den ganzen Tag nur liegen würden. Den Grundumsatz berechnen Sie mit folgender Formel:

Grundumsatz=

$$\frac{\text{1 Kilokalorie (kcal)*}}{\text{Kilogramm Körpergewicht}} =$$
pro Stunde

BEISPIEL:
Der Grundumsatz für einen
80 kg schweren Mann beträgt
┈┈▷ 80 kcal x 24 Stunden =
1920 kcal pro Tag

(* Bei Frauen 0,9 kcal)

Zum Grundumsatz addiert sich der sogenannte Arbeitsumsatz, der all die Energie umfasst, die wir über unsere Muskeln verbrauchen, um uns zu bewegen. Dieser Arbeitsumsatz kann individuell erheblich variieren, weil zum Beispiel ein Gerüstbauer sehr viel mehr Energie verbraucht als ein Büroangestellter, der den ganzen Tag einer sitzenden Tätigkeit nachgeht. Um den Gesamtkalorienbedarf zu ermitteln, multipliziert man den Grundumsatz mit einem dem Arbeitsumsatz entsprechenden Multiplikationsfaktor. Der fällt je nach Tätigkeit entsprechend höher oder niedriger aus.

Multiplikationsfaktoren für den
Arbeitsumsatz:
    bei vorwiegend sitzender Tätigkeit
1,3−1,6
    häufigem Stehen oder Gehen
1,8−3,7

Gesamtkalorienbedarf=
Grundumsatz x Multiplikationsfaktor

BEISPIEL:
Der Gesamtbedarf eines
80 kg schweren Mann mit einer rein
sitzenden Tätigkeit beträgt
┈┈▷ 1920 kcal x 1,3 =
2496 kcal pro Tag

Mein Tipp: Lassen Sie besser Ihren Kalorienverbrauch exakt beim Arzt bestimmen. Entweder über den wirklichen Gesamtumsatz mittels der

Kalorienverbrauchs-Messuhr oder den Grundumsatz mittels der Spiroergometrie.

Wenn Sie über die Ernährung Gewichtsverlust erzielen wollen, sollten Sie in etwa ein Drittel unter Ihrem täglichen Kalorienbedarf bleiben. Das entspricht in etwa einem Kaloriendefizit von 500 bis 1.000 Kalorien täglich. Sollten Sie ein sehr hohes Gewicht haben, kann das Kaloriendefizit auch höher ausfallen. Um eine Mangelernährung auszuschließen, sollte die Gesamtkalorienzufuhr jedoch nie unter 1.200 Kalorien fallen. Erhöhen Sie lieber den Verbrauch *(Kapitel 6)*.

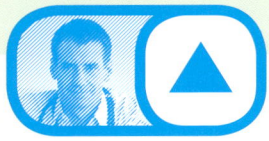

DR. KURSCHEID:
10 GOLDENE ABNEHMTIPPS

Im Folgenden möchte ich Ihnen gerne die Tipps weitergeben, die sich als Quintessenz aus allen Diäten und Empfehlungen wirklich bewährt haben. Sehen Sie die Tipps als Ergänzung zu den vorausgegangenen und als Aufruf zur Bewegung *(siehe nächstes Kapitel)*.

TIPP 1: ACHTEN SIE AUF EINE NEGATIVE ENERGIEBILANZ!

Wer abnehmen möchte, sollte rund 500 bis 1.000 Kalorien weniger zu sich nehmen, als er eigentlich benötigt. Achten Sie also darauf, dass Ihre Energiebilanz negativ ausfällt.

TIPP 2: MEIDEN SIE VOR ALLEM ABENDS KOHLEHYDRATE

Leben Sie in puncto Kohlehydrate nach dem Motto: „Morgens wie ein Kaiser, mittags wie ein König, abends wie ein Bettelmann"! *(vgl. hierzu Seite 91/92)*. Meiden Sie vor allem abends Kohlehydrate und nehmen Sie stattdessen eine Einweißmahlzeit zu sich.

TIPP 3: BEVORZUGEN SIE GUTE KOHLENHYDRATE UND GUTE FETTE!

Bei der Verstoffwechslung von Vollkorn verbraucht der Körper viel mehr Energie, um an die Energie zu kommen, als bei den schlechten Kohlehydraten.

TIPP 4: MEIDEN SIE DIE KALORIENBOMBEN ZWISCHENDURCH!

Die meisten Nahrungsmittel und Getränke, die zwischendurch genascht oder als Zwischenmahlzeit verzehrt werden, haben eine ungeheure Energiedichte (z. B. Hamburger: 290 Kalorien pro 100 Gramm!). Das genetisch noch sehr alte Steuerungssystem des menschlichen Appetits ist darauf aber nicht eingestellt. So liegt die durchschnittliche Energiedichte des traditionellen mitteleuropäischen Essens heutzutage bei 155 Kalorien pro 100 Gramm. Der menschliche Stoffwechsel ist jedoch seit Urzeiten an nur 100 Kalorien angepasst!

Beispiele für Nahrungsmittel mit einer besonders hohen Energiedichte:

100 g	kcl
Butterkekse	422
Kartoffelchips	539

1000 ml	kcl
Bier	470
Cola	570

ZUM VERGLEICH

100 g	kcl
Tomaten	16
Apfel	49

TIPP 5: NUTZEN SIE DEN DEHNUNGSREIZ DES MAGENS!

Wer abnehmen möchte, sollte ein Kilogramm Gemüse (Rohgewicht) pro Tag zu sich nehmen. So ist zunächst einmal im Magen einfach weniger Platz für die echten Dickmacher. Um das Gefühl „Ich bin satt" hervorzurufen, sollten Sie z. B. erst einmal ein Glas Wasser trinken, dann als Vorspeise eine große Menge ballaststoffreichen Salat zu sich nehmen. Ballaststoffe und das ebenfalls im Salat in großer Menge vorkommende Wasser sind Füllstoffe, die nicht als Brennstoff verwertbar sind.

Aber Vorsicht: Der Magen merkt sehr wohl, dass er zwar gedehnt wird und dass sich auch ein Völlegefühl einstellt, aber der Blutzuckerspiegel nicht ansteigt. Deswegen hält das Völlegefühl nicht lange an. Eine optimale Sättigung wird erzielt, wenn beide Signale (Blutzuckeranstieg und Magendehnungsreiz)

zusammen auftreten! Also: Immer ein Essen zu sich nehmen, das kalorienarm ist und gleichzeitig Energie zur Verfügung stellt, also Kalorien bietet. Eine solche günstige Kombination ist zum Beispiel Hühnchenfleisch (eiweißreich, wenig Volumen) mit Brokkoli und Salat (wenig Kalorien, aber ausgezeichnete Magenfüller). Die Mischung machts!

TIPP 6: ESSEN SIE LANGSAM!

Was für die gesunde Ernährung gilt, gilt auch fürs gesunde Abnehmen: Der Sättigungsreiz braucht mindestens zehn bis 20 Minuten, um im Gehirn anzukommen. Wer schnell isst, überholt seinen Sättigungsreiz und isst deswegen mehr, als er eigentlich benötigt.

TIPP 7: TRINKEN SIE EIN GLAS WASSER VOR DEM ESSEN ...

Etwa die Hälfte des täglichen Flüssigkeitsbedarfs wird aus der festen Nahrung gedeckt. Also müssen Sie zusätzlich trinken. Wird das Durstsignal direkt vor dem Essen gedämpft, lässt oft auch der Hunger nach. Zudem: Pro Liter getrunkenes Wasser werden 100 Kalorien extra verbrannt!

TIPP 8: ... UND WENIG ALKOHOL!

Alkohol wirkt appetitanregend. Nach einem Aperitif entwickelt man nicht selten einen übertriebenen Heißhunger und macht sich unkontrolliert über das anschließende Essen her. Zudem: Alkohol hat 50 Prozent mehr Kalorien als Zucker und liegt damit von der Energiedichte her fast auf der Stufe von Fett!

TIPP 9:
LERNEN SIE, RICHTIG „HINZUSCHMECKEN"

Wenn Sie aus alter Gewohnheit der Heißhunger, z. B. auf Schokolade, überfällt, dann verzehren Sie nicht im Schnelldurchgang eine ganze Tafel, sondern trinken Sie zunächst mal ein Glas Wasser und fragen Sie sich dann, ob Sie immer noch etwas Süßes wollen. Der Körper verwechselt nämlich häufig Hunger und Durst. Oft haben wir nur Durst, der sich aber als Hunger oder Süßhunger äußert. Daher sollte man zunächst einmal etwas gegen den Durst tun.

Wenn Sie dann immer noch Lust auf Süßes haben, essen Sie z. B. einen Apfel. Immer noch Hunger auf was Süßes? Dann brechen Sie sich nun ein Stück Schokolade ab, machen den Fernseher und alles Störende aus, schließen die Augen, legen das Stück Schokolade auf die Zunge und genießen es langsam und mit vollem Bewusstsein. Der Heißhunger auf Süßes nimmt dann häufig schon nach diesem ersten süßen Signal deutlich ab. Dieses bewusste Genießen können Sie natürlich gerne auch auf andere Lebensmittel anwenden. So trainieren Sie Ihr Bewusstsein und Ihre Sinne für Lebensmittel!

TIPP 10:
GEHEN SIE NICHT HUNGRIG EINKAUFEN

Gesunde Ernährung fängt mit dem Einkauf an. Wer hungrig einkauft, kauft zu viel und Falsches ein. Werfen Sie also nach einer sättigenden Mahlzeit erst einmal einen Blick auf die Ernährungspyramide *(siehe Seite 102)* und erstellen Sie dann eine Liste, was Sie wirklich benötigen.

WER ABNEHMEN WILL, MUSS FRÜHSTÜCKEN!

Je nach Umfrage lässt jeder dritte bis vierte Deutsche das Frühstück ausfallen. Wer jedoch nicht frühstückt, ist bis mittags lange nicht so leistungsfähig, wie er sein könnte. Zu allem Übel wird er auch noch schneller übergewichtig. (Dies trifft im Übrigen auch auf Schulkinder zu.)

Der Körper hat nach einer meist zehnstündigen nächtlichen Nahrungskarenz seine schnell verfügbare Energie zum Großteil verbraucht. Wird er dann am Morgen nur mit einem Kaffee „abgespeist", geschieht Folgendes: Durch das Koffein wird ihm weiter Wasser entzogen, es sei denn, man trinkt (wie die Südländer) dazu auch Wasser. Bis zum Mittag sind dann meist alle schnell verfügbaren Energiespeicher entleert, der Blutzuckerspiegel sinkt, der Körper stellt sich auf eine sich offensichtlich abzeichnende Nahrungsmittelknappheit ein. Er entwickelt Heißhunger und die Mittags- und Abendportionen sind dann größer, als sie sein sollten. Zudem wird die zugeführte Nahrung noch besonders „gut" verwertet.

Wer also abnehmen möchte und leistungsfähiger sein will, muss regelmäßig essen und vor allem frühstücken. Sobald Sie beginnen, morgens zu frühstücken, werden Sie auch feststellen, dass Sie mittags weniger essen und vor allem anders und besser, wodurch Sie danach nicht ins Mittagstief fallen und auch nachmittags leistungsfähiger sind! Abends werden Ihre Portionen ebenfalls kleiner ausfallen.

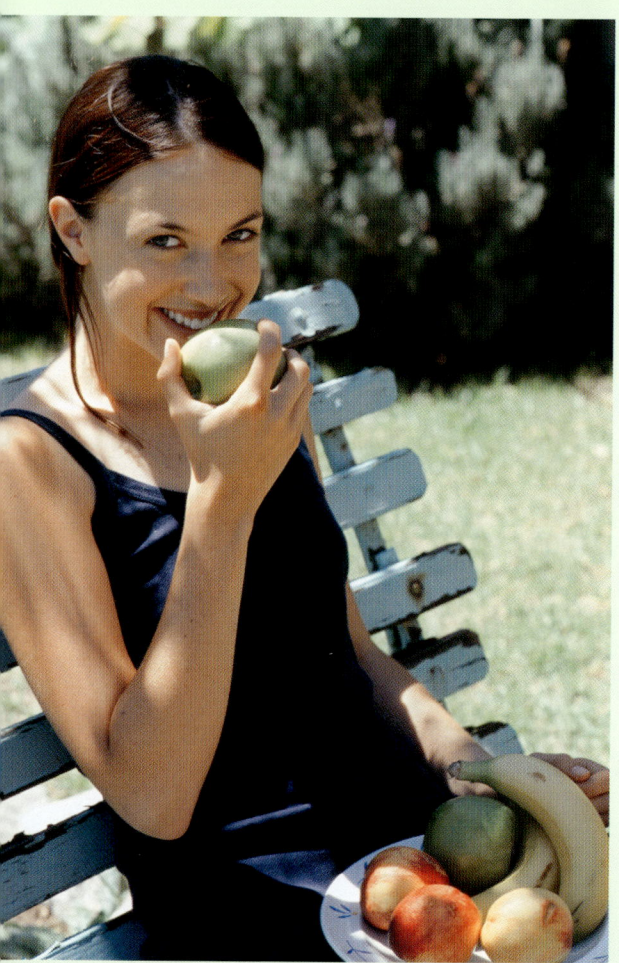

DIE DOC-SHAKES

Die Doc-Shakes erfüllen alles, was man von einem guten Frühstück bzw. einer guten Mahlzeit erwartet. Sie stellen einen idealen Einstieg in eine gesunde, leichte Ernährung dar. Sie können auch abends einfach die letzte Rettung sein, an einem Tag, an dem man sonst zu nichts Gesundem gekommen ist. Sie schmecken fruchtig und sind Gaumenschmeichler, d. h., sie geben ein gutes Mundgefühl, was bei Nahrungsmitteln ebenfalls sehr wichtig ist. Zubereitungszeit: 90 Sekunden!

Das Besondere an meinen Doc-Shakes ist, dass sie alles enthalten, was man braucht: reichlich Obst, hochwertiges Eiweiß, komplexe Kohlehydrate, Ballaststoffe und nur wenig Fett – dafür aber das richtige! Sie können sogar je nach Zusatz (Nüsse, Leinsamen, Ballaststoffe, blutzuckersenkendes Zimt) bei bestimmten Erkrankungen und Risikofaktoren helfen, zum Beispiel bei Übergewicht, Bluthochdruck, erhöhten Cholesterinwerten, Diabetes oder Herzkrankheiten. Und das Beste: Sie helfen auf ganz natürliche Weise und sind preiswert! Bei bestehenden Krankheiten sollten Sie die Medikamente Ihres Arztes aber keinesfalls ohne Konsultation absetzen!

Die angegebenen Mengen sind so gewählt, dass zwei Personen davon satt werden können. Wenn Sie die Shakes alleine genießen, können Sie auch die Hälfte im Kühlschrank für den nächsten Tag aufbewahren.

Wenn ich meine Patienten nun aber frage, warum sie nicht frühstücken, dann höre ich meist eine der drei Antworten und manchmal auch alle drei zusammen: „Ich habe morgens keine Zeit", „Ich habe keinen Hunger" oder „Ich bekomme morgens kein trockenes Brötchen runter". Also was tun, wenn man diese Probleme mit dem Frühstück hat? Hier ein paar Vorschläge:

DR. KURSCHEID'S TIPP:

Nutzen Sie den „gastrocolischen" Reflex für eine prompte Verdauung: Bevor Sie den Shake genießen oder frühstücken, sollten Sie das Flüssigkeitsdefizit Ihres Körpers ausgleichen, denn Sie haben meist acht bis zehn Stunden nichts getrunken. Gleichzeitig können Sie Ihre Verdauung anregen. Trinken Sie dazu ein großes Glas (mind. 0,25 Liter) Wasser oder verdünnten Fruchtsaft (z. B. Apfelsaftschorle) sehr zügig. Durch den plötzlichen Dehnungsreiz des Magens gibt dieser ein Signal an den Enddarm (gastrocolischer Reflex) nach dem Motto: „Achtung, hier kommt neuer Treibstoff, du musst unten Platz schaffen". Folge ist ein prompter Toilettengang.

Übrigens: Sie können sich schlank trinken, denn pro getrunkenem Liter Wasser verbraucht der Körper 100 kcal Energie, weil er es verarbeiten muss!

SO GEHTS:

Sie benötigen lediglich einen Mixer. Den gibts bereits sehr preisgünstig im Handel. Ich empfehle Ihnen allerdings, einen hochwertigen zu nehmen, denn er hält meist länger und wird auch mit ganzen Äpfeln fertig. Waschen und putzen Sie das verwendete Obst und Gemüse und teilen Sie es in grobe Stücke. Mixen Sie anschließend alle Zutaten zu einem cremigen Shake.

Der vollwertige „Alles-was-Du-brauchst"-Shake

pro Glas ca. 210 Kalorien
Kosten pro Trinkmahlzeit: ca. 1,80 Euro

1 Orange
1 Apfel
1/2–1 Banane
1/2 Zitrone oder Limone
1 Möhre
6 Walnüsse
500 g Magerquark
1 Prise Zimt
1 Handvoll kernige Haferflocken oder Sojaflocken
ca. 1/2 Liter Kuh- oder Sojamilch

Hinweis: Die Damen füllen mit Sojamilch (hochwertiges pflanzliches Eiweiß, pflanzliche weibliche Hormone), die Herren mit Frischmilch oder Naturjoghurt (1,5 Prozent Fett) nach Belieben auf, je nachdem, ob Sie es dick- oder dünnflüssig mögen. Alles in den Mixer geben und fertig!

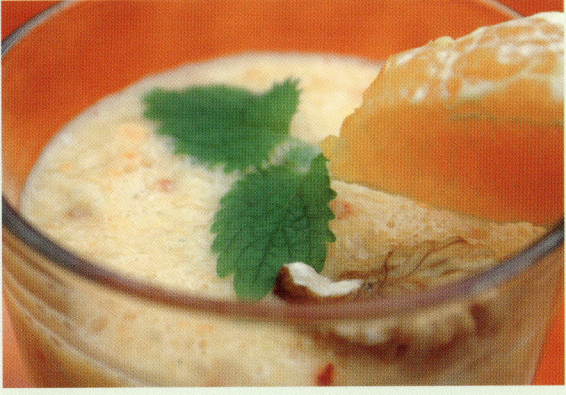

Der Beerig-Gesunde

pro Glas ca. 200 Kalorien
Kosten pro Trinkmahlzeit: ca. 1,60 Euro

2 Handvoll Erdbeeren
2 Handvoll Himbeeren
1 Handvoll Johannisbeeren
(frisch oder tiefgefroren)
10 Esslöffel (150 ml) Cranberrysaft
200 ml Sojamilch, Milch oder Naturjoghurt
500 g Magerquark
3 Paranüsse oder Walnüsse oder
1 Schuss Walnussöl
frische Minze nach Belieben

Der Gemüsige

pro Glas ca. 200 Kalorien
Kosten pro Trinkmahlzeit: ca. 1,40 Euro

1 Möhre
1/2 Dose Mais
1/2 Dose Erbsen
4 Tomaten
1 Becher Joghurt (250 g, 1,5 Prozent Fett)
1 El Olivenöl
etwas Schnittlauch
1 Spritzer Zitronensaft
etwas Bärlauch oder Zitronengras
Salz und Pfeffer
etwas Ingwer

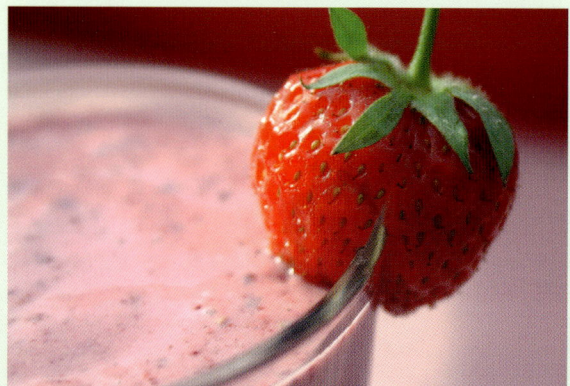
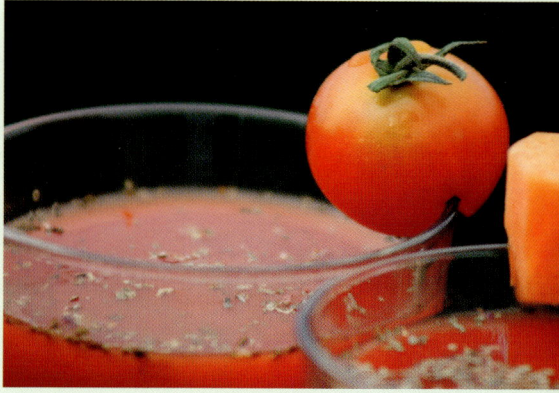

BEWEGUNG: EIN FITNESS- PROGRAMM SEIT URZEITEN

»

6

Das Darwinsche Prinzip „Survival of the fittest"
bedeutet übersetzt nicht, wie vielfach behauptet,
dass der Stärkste überlebt, sondern der an die
jeweiligen Umweltbedingungen am besten Ange-
passte (to fit = passen). Wissenschaftliche Untersuchungen zeigen mittlerweile aber auch, dass
tatsächlich auch der Fitteste im Sinn von „der
körperlich sehr gut Trainierte" einen deutlichen
Überlebensvorteil besitzt. Und Fitness kommt
von Bewegung.

BEWEGUNG ALS ÜBERLEBENSVORTEIL

Schon die einfachsten Tiere, die Einzeller, unterschied vor Milliarden Jahren bereits eines von den Pflanzen: ihre Beweglichkeit. Offensichtlich war dies ein so großer Überlebensvorteil, dass er an alle nachfolgenden, komplexeren tierischen Lebensformen weitergegeben, also vererbt wurde. Jede Art, die heute lebt, hat die Bewegung auf ihre Art vervollkommnet. Und ihre Existenz ist der Beweis dafür, dass diese Bewegung optimal abläuft – nur so konnte sie sich durchsetzen.

Wir Menschen haben der Bewegung sogar eine neue Qualität gegeben: den aufrechten Gang. Dadurch gewannen wir einen besseren Überblick und hatten die Hände frei für unser Tagewerk. Über Millionen von Jahren experimentierte die Natur und veränderte Zellen und Abläufe in unserem Körper. Der jeweils Bestangepasste konnte sich im Überlebenskampf mit anderen Menschen und Feinden behaupten und seine optimierten Gene weitergeben. So entwickelte sich das Wunderwerk Mensch, wie wir es heute kennen.

Doch dieses Erfolgsmodell ist von der Natur konstruiert worden für ein Leben in der Natur. Für ein Leben, das den Menschen tagtäglich körperliche Höchstleitungen abforderte. Tausende von Jahren musste der Mensch täglich viele Kilometer umherziehen auf der Suche nach Nahrung. Man brauchte *Ausdauer*, um Beute zu machen oder vor Raubtieren zu fliehen, musste erhebliche *Kraft* aufwenden, um ein Mammut zu erlegen und nach Hause zu bringen. Und man benötigte Kraft und Ausdauer, um Unterkünfte zu suchen oder zu bauen und um ein Feld zu bestellen. Wer aufgrund seiner genetischen Ausstattung nicht in der Lage war, diese Höchstleistungen abzurufen, starb und konnte seine Gene nicht weitergeben. Die, die überlebten, waren offenbar optimal angepasst, sie waren stark und ausdauernd, hatten kaum überflüssige Pfunde, die sie behindert hätten. Der tägliche *Schlüsselreiz Bewegung* sorgte dafür, dass alle Stoffwechselprozesse optimal liefen.

Parallel zu unserem Körper entwickelte sich über Hunderttausende von Jahren unser Verstand, ein weiterer Überlebensvorteil. Die jeweils beste Mischung aus klug, schnell und geschickt überlebte, konnte sich fortpflanzen und diese Eigenschaften weitergeben. Eine einzelne dieser Eigenschaften hätte nicht gereicht. Es gab und gibt schnellere Jäger. Der Gepard ist mit bis zu 112 Kilometer pro Stunde unterwegs, rechnet dafür aber nicht so schnell wie wir. Die Kombination unterschiedlichster Fähigkeiten machte den Überlebensvorteil des Menschen aus.

UNSER KÖRPER VERSTEHT DIE SIGNALE DER NEUZEIT NICHT

Durch seine Verstandesleistung veränderte der Mensch seine Umwelt jedoch schneller, als sich seine Gene an diese veränderte Umwelt anpassen konnten. Seit etwa 100 Jahren muss sich der Mensch immer weniger bewegen, der sitzende Lebensstil ist mittlerweile allgegenwärtig.

Der Mensch jagt keine Beute mehr, er sitzt den ganzen Tag am Schreibtisch, am Telefon,

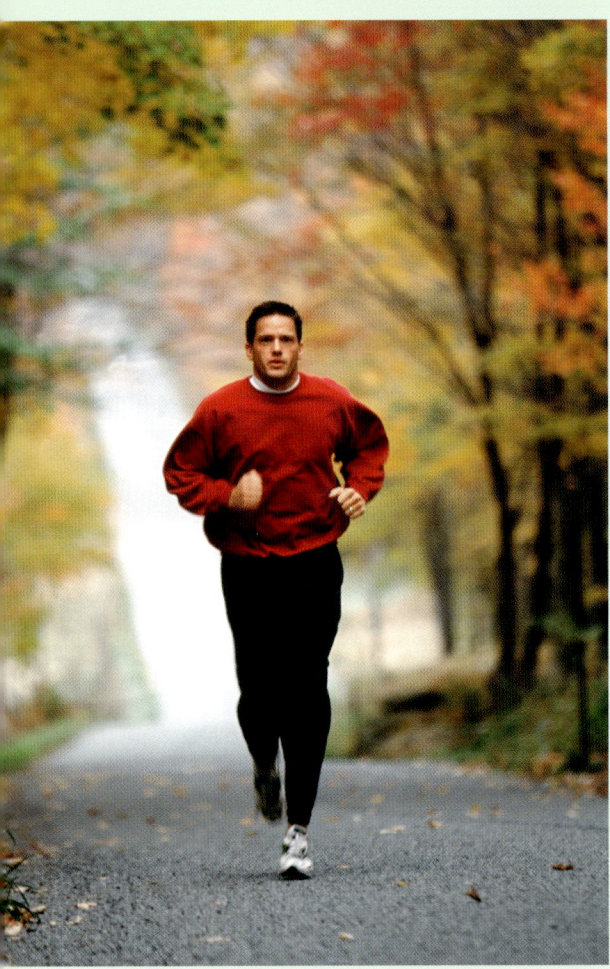

DIE NATUR LEISTET SICH KEINEN LUXUS – ENERGIE SPAREN IN DER HUNGERSNOT

Die Natur erhält und vererbt von ihren Erfindungen immer nur, was langfristig auch nützlich ist. Wird etwas nicht gebraucht, dann wird es abgebaut bzw. nicht weitervererbt, ganz nach dem Motto: „Use it or loose it." Oder auch: „Wer rastet der rostet". Dieser Effekt war in der Urzeit oft nützlich.

Phasen der Bewegungsarmut hat es auch in der Vergangenheit unserer Steinzeitvorfahren gegeben. Doch das waren Zeiten knapper Nahrungsmittel, Zeiten von Hunger, Trockenheit oder Kälte. Vor allem in den harten Wintermonaten musste der Körper damals zurückschalten. Der Organismus musste versuchen, mit den in besseren Zeiten angelegten Fettreserven über die Runden zu kommen. In solchen Phasen hieß es sparen, wo es möglich war. Der Körper baute sinnvollerweise Muskelmasse ab, denn Muskeln verbrauchen die meiste Energie. Der gesamte Stoffwechsel verlangsamte sich, alle Lebenssysteme schalteten auf Sparflamme, auch der Reparaturbetrieb, der den Körper fit hält, stellte zum Großteil seinen Dienst ein. Vorübergehend befand sich der Körper in einer Phase des Niedergangs und der Depression, denn die Natur leistet sich nichts Überflüssiges, keinen Luxus.

Es sind genau diese Abbausignale, die auch der moderne, zivilisierte, in Bewegungslosigkeit erstarrte Mensch an seinen Körper sendet. Aber leider nicht nur im Winter, nicht nur vorübergehend und als Schutz- und

am Computer oder vor dem Fernseher. Er zieht nicht mehr kilometerweit durch die Savanne auf der Suche nach Beute und klettert nicht mehr auf Bäume, um nach reifen Früchten zu suchen; stattdessen geht er vier Meter zum Kühlschrank. Er sitzt im Auto, im Bus oder im Zug, benutzt die Rolltreppe und den Fahrstuhl. Bewegungstechnisch gesehen führt er ein Leben in der Zwangsjacke.

Überlebensmechanismus in harten Zeiten. Der moderne, sitzende und liegende Zeitgenosse lebt sein ganzes Leben lang auf Sparflamme. Für ihn ist immer Winter. Jedenfalls auf der Seite des Energieverbrauchs.

Auf der Seite der Energiezufuhr hingegen herrscht ganzjährig das Prinzip des Überflusses. Und es sind exakt diese widersprüchlichen Signale, die unser Körper einfach nicht versteht. Wie sollte er auch? Die Kombination aus reichlichem Nahrungsangebot *und* Unbeweglichkeit hat es in der Menschheitsgeschichte vorher in diesem Ausmaß nicht gegeben. Was der Mensch angesichts all der tagtäglich zugeführten Energie dringend bräuchte, ist Bewegung, sozusagen das Signal zur Jagd. Was er stattdessen erhält, ist körperliche Lethargie mit der Fernbedienung auf der Couch.

BEWEGUNG – IM EINKLANG MIT UNSEREN GENEN

Wir haben die Bewegungsgene ja immer noch in uns, diese Veranlagung, diesen Bewegungsdrang. Wenn wir den nicht ausleben, passiert das gleiche wie bei einer Dampflok, deren Kessel weiter befeuert wird, die man aber am Fahren hindert: Der Kesseldruck steigt und steigt – bis er platzt.

Ähnlich verhält es sich mit dem menschlichen Körper: Der Blutdruck steigt und es stauen sich die Treibstoffe in unserem Blut, weil sie nicht verbrannt werden. Zucker- und Blutfettwerte steigen, der gesamte Stoffwechsel gerät aus den Fugen. Wir werden krank und bauen ab *(siehe Seite 46)*.

Sicherlich würden sich unsere Gene an diesen Lebensstil irgendwann anpassen. Schätzungsweise in ein paar Tausend Jahren. Doch das hilft uns heute wenig. Uns bleibt nur eins: Wir müssen unserem Körper wieder das Gefühl geben, dass er jagt, dass er „ackern" muss. Wir müssen uns im Einklang mit unseren Genen verhalten. Wir müssen mit unserem Körper in einer Sprache sprechen, die er versteht und auf die er reagieren kann: Bewegung.

DER OPTIMALE „JAGD"-ERSATZ: AUSDAUER-, KRAFT- UND GESCHICKLICHKEITSTRAINING

Der entscheidende Schlüssel zur Gewichtsabnahme und für ein gesundes, langes Leben liegt in der Bewegung. Nur dann kann der Körper wieder so funktionieren, wie er konzipiert wurde.

Heute sollte jedes gute, auf langfristige Erfolge zielende Abnehm- und Gesundheitsprogramm als Hauptelement die Bewegung haben und sich weit weniger auf die Ernährung kaprizieren. Und dies aus gutem Grund: Die Wissenschaft weiß mittlerweile, dass ca. 70 Prozent der typischen Zivilisationskrankheiten wie Übergewicht, Diabetes, Bluthochdruck, erhöhte Cholesterinwerte sowie deren Folgen, nämlich Diabetes, Herz-Kreislauf- und Krebserkrankungen auf unseren Lebensstil zurückzuführen sind! Mehr noch: Heute weiß man, dass auch zunehmende Knochenentkalkung (Osteoporose), Arthrose, aber auch Erkrankungen wie Alzheimer bei Bewegungsarmut verstärkt auftreten.

Und damit nicht genug: Die Bewegung greift so grundlegend in unseren Stoffwechsel

ein, dass es fast nichts gibt, was sie nicht
positiv beeinflusst. Die erwiesenen Wirkungen
sind atemberaubend. Eine gesunde Ernährung
und regelmäßige Bewegung stellen eigentlich
alles in den Schatten, auch die besten High-
tech-Tabletten der Pharmaindustrie.

BEWEGUNGSARMUT UND
ÜBERGEWICHT BEGÜNSTIGEN
EINANDER

Nur noch zehn bis 20 Prozent der erwachsenen
Bevölkerung in Deutschland absolvieren
eine körperliche Minimalbeanspruchung
(30 Minuten moderate Bewegung wie Walking oder Schwimmen pro Tag), wie sie nach
wissenschaftlichen Erkenntnissen anzuraten
ist. Die Weltgesundheitsorganisation empfiehlt 10.000 Schritte pro Tag. Von den 30- bis
59-Jährigen treiben jedoch weit mehr als
die Hälfte überhaupt keinen Sport. Mehr als
65 Prozent der über 40-jährigen Männer gelten
als inaktiv. Bei den Frauen der gleichen Altersgruppe sind es sogar mehr als 70 Prozent.

Unser Körper jedoch ist an eine derartige
Bewegungsarmut einfach nicht angepasst. Im
Vergleich mit unseren Steinzeitvorfahren verbrennen wir, bezogen auf das Körpergewicht,
60 Prozent weniger Energie.

Die Folge sind Muskelabbau sowie eine Fett-
und Gewichtszunahme. Und je mehr Gewicht
bei immer weniger Muskeln wir mit uns herumschleppen müssen, desto weniger Lust haben
wir, uns zu bewegen. Wenn dann noch die
Gelenke anfangen zu schmerzen, „schonen"
wir uns noch mehr. Viele Menschen schonen
sich auf diesem Weg buchstäblich zu Tode.

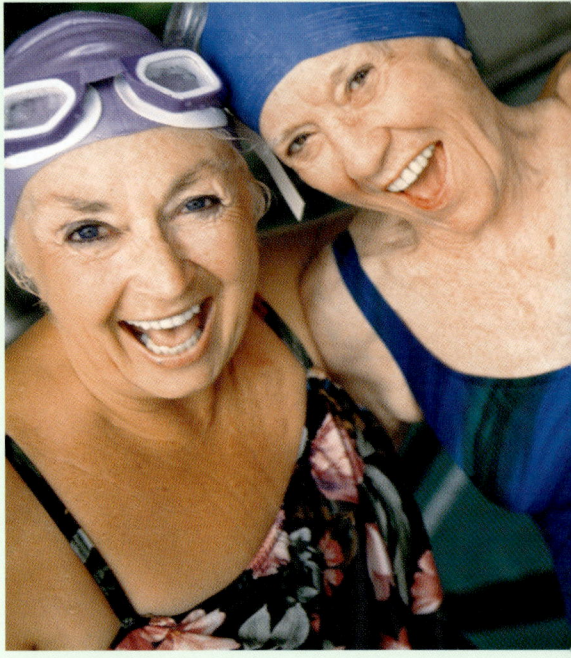

BEWEGUNGSARMUT MACHT
ZUCKERKRANK

Wenn die Nahrung aufgenommen ist und als
Glukose im Blut zur Verfügung steht, hat der
Körper nur zwei Möglichkeiten, den Blutzuckerspiegel wieder zu reduzieren: Entweder
er verbrennt die Glukose in den Muskeln, indem er diese bewegt, oder aber er drückt die
Glukose mit Gewalt, also mit zu viel Insulin,
in die mit Zucker und Fett noch randvollen
Körperzellen. *(siehe Seite 131)* Wenn wir uns
nicht bewegen, bleibt dem Körper nur die
zweite Möglichkeit. Man kann also durchaus
behaupten, dass der Diabetes im Muskel
beginnt.

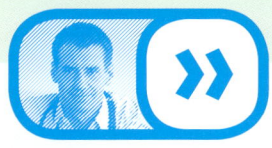

DR. KURSCHEID RÄT:
THERAPEUTIKUM SPORT

WIE SICH SPORTLICHE BETÄTIGUNG MEDIZINISCH AUF DEN KÖRPER AUSWIRKT

Hier eine kleine Auswahl der positiven Wirkungen von Kraft- und Ausdauertraining:

ÜBERGEWICHT

Bewegung ist *das* Signal für das Abschmelzen gefährlichen Körperfetts *(siehe Seite 47ff.)*. Unser Körper braucht vor allem Bewegung, um die zugeführte Energie zu verbrennen. Und selbst wer über ein Bewegungstraining nicht abnimmt, profitiert von allen anderen segensreichen Auswirkungen auf die Gesundheit. Ein trainierter Übergewichtiger lebt gesünder als ein untrainierter Dünner: Seine Körperzusammensetzung optimiert sich. Das ist auf einer normalen Waage nicht zu sehen. Hier ist Frust vorprogrammiert, denn Muskeln wiegen mehr als Fett. Auf einer Waage, die Fett- und Muskelmasse getrennt anzeigt (BIA-Waage, *siehe Seite 54f.*), lassen sich Erfolge aber sehr wohl ablesen: das Fettgewebe schrumpft, die Muskelmasse steigt. Mein Tipp: Wenn Sie abnehmen wollen, dann verschenken Sie Ihre normale Waage. Ich sage meinen Patienten, dass sie sich möglichst nur noch auf einer BIA-Waage messen sollen, höchstens einmal pro Woche. In unserem Programm animiere ich meine Patienten, während sie abnehmen, dazu, alle zwei Wochen auf meine vier-Punkt-BIA-Waage zu steigen und die Ergebnisse mit mir zu besprechen. Aber was Bewegung *im* Körper bewirkt, ist noch phänomenaler:

DIABETES

Der bei einem Diabetes aus dem Ruder gelaufene Insulinhaushalt kann durch regelmäßige Bewegung wieder normalisiert, die Insulinresistenz der Zellen rückgängig gemacht werden, sofern es sich um Altersdiabetes, also Typ II handelt *(Kapitel 2)*. Der Blutzucker wird wieder dort verbrannt, wo er benötigt wird: in den aktivierten Muskeln. Dieser diabetesheilende Effekt wird verstärkt, wenn es gelingt, zusätzlich zur sportlichen Betätigung Gewicht zu reduzieren, was bei veränderter Ernährung dann fast zwangsläufig auch gelingt.

HERZ-KREISLAUF-ERKRANKUNGEN

Um 1900 herum starben die meisten Menschen noch an Infektionskrankheiten. Durch Hygienemaßnahmen, bessere Ernährung und Fortschritte der Medizin werden wir heute immer älter. Durch unseren Lebensstil sterben heute die meisten Menschen an Erkrankungen des Herz-Kreislaufs-Systems. Viele leiden vor ihrem Tod jahrelang an Bluthochdruck, hohen Cholesterinwerten und erhöhtem Blutzuckerspiegel. Dadurch kommt es vorzeitig zu einer Verkalkung der Arterien (Arteriosklerose), die wiederum eine

Mangeldurchblutung wichtiger Organe zur Folge hat: Es kommt zu Herzinfarkten, Hirninfarkten und Lungenembolien. Kraft- und Ausdauertraining können diese Erkrankungen ins spätere Lebensalter verzögern oder gar ganz verhindern!

BRUST- UND DARMKREBS

Speziell Darm- und Brustkrebs tritt bei regelmäßiger Bewegung seltener auf. Mehrere Studien belegen, dass selbst bereits an Krebs erkrankte Patienten ihre Lebensqualität durch die Ausübung von Sport deutlich erhöhen und länger leben konnten. Die Sterblichkeit sank in Beobachtungsstudien bei den sportlichen Patienten um bis zu 50 Prozent! Hier hilft die Kombination mit gesunder, obst- und gemüsereicher Ernährung besonders.

OSTEOPOROSE UND BAND-SCHEIBENPROBLEME

Knochen brauchen Belastung, sonst werden sie abgebaut. Mit Kraftsport und Koordinationstraining lässt sich die Knochendichte mindestens ebenso effektiv erhalten und ausbauen wie mit Medikamenten. Darüber hinaus kann man mit gezieltem Rücken- und Bauchtraining die Rumpfmuskulatur massiv stärken. Einer britischen Studie zufolge kann damit sogar der gleiche Effekt erzielt werden wie mit einer (nicht ungefährlichen und stark einschränkenden) Operation, bei der die Wirbel mit Schrauben und Stahlplatten versteift werden. Diese Operationen würden größtenteils überflüssig!

ARTHROSE UND ARTHRITIS

Der Knorpel der Gelenke ernährt sich aus der Gelenkflüssigkeit. Bewegen Sie Ihre Gelenke, drücken Sie den Gelenkknorpel bei jedem Bewegungszyklus wie einen Schwamm aus und er kann sich anschließend wieder mit frischer, nährstoffhaltiger Gelenkflüssigkeit vollsaugen. Der Knorpel bleibt länger frisch und glatt. Erkrankungen, wie zum Beispiel eine Arthrose der Kniegelenke, treten, wenn überhaupt, später auf. Vor allem, wenn Sie rechtzeitig auf Ihr Gewicht achten, denn Übergewicht belastet die Gelenke zusätzlich.

Falls Sie schon an einer Arthose leiden, kann die Beweglichkeit durch eine gezielte Kräftigung der Beinmuskulatur so weit gebessert werden, dass bis dahin nicht ausführbare körperliche Aktivitäten wieder möglich sind. Der Einsatz von Arthritismedikamenten und künstlichen Kniegelenken kann auf diese Weise verhindert oder zumindest verzögert werden. Ihre Lebensqualität wird definitiv steigen und man kann dem Volksmund nur recht geben, wenn er sagt: „Wer rastet, der rostet." Sie kennen das Prinzip ja nun: Was Sie nicht benutzen, baut der Körper ab! Nach der Diagnose Arthrose oder Arthritis sollte man also nicht eine Phase der Schonung einleiten, sondern erst recht mit dem Training beginnen.

VERBESSERTE DENKFÄHIGKEIT

Das Gehirn ist durch ständigen Gebrauch wie ein Muskel trainierbar. Durch Sport verbessert sich die Denkfähigkeit zusätzlich. Eine Studie der Sporthochschule Köln zeigt: 70-Jährige, die

20 Jahre lang 50 Kilometer pro Woche gelaufen sind, haben eine Gehirnleistung, die der von 30-Jährigen ähnelt.

Fazit: Bei sehr vielen Krankheiten wäre die richtige Therapie Bewegung. Stattdessen versuchen wir, jede Folgeerkrankung gesondert mit einem Medikament zu behandeln. So kommt es vor, dass Patienten mit über zehn verschiedenen Medikamenten zu mir kommen, sich aber trotzdem nicht gesund oder wohlfühlen. Kein Wunder: Erstens wurde das Problem nicht an der Wurzel behandelt und zweitens weiß kein Pharmakologe bei mehr als drei verschiedenen Wirkstoffen im Blut, ob diese überhaupt noch wirken und welche Wechselwirkungen sie untereinander haben.

SEGENSREICHE BOTENSTOFFE WIRKEN GEGEN DIE KALORIEN-VERGIFTUNG

Übergewicht ist eine chronische Entzündung. Im Fettgewebe, aber auch in den Blutgefässen kommt es zu einer massiven Ansammlung von entzündungsfördernden Substanzen. So weisen Übergewichtige fünfmal so viele Entzündungsstoffe im Blut auf wie Normalgewichtige. Bis zu 40 Prozent der Zellen in ihrem Fettgewebe sind keine Fettzellen, sondern Entzündungszellen. Die Kalorienvergiftung führt zu einer chronischen Entzündung.

Diesen Prozess kann der Sport aufhalten und umkehren. So erhöht sich während des Trainings zunächst die Konzentration eines Botenstoffs, der den Zerfall und Niedergang von Körperzellen unterhält (Interleukin, IL 6). Diese Entzündungskaskade soll alte, geschwächte Körperzellen beseitigen und Platz machen für neue, gesunde Zellen. Ab einer gewissen Konzentration dieses Botenstoffs, die allein durch Bewegung erzielt werden kann, wird die Produktion eines Aufbausignals in Gang gesetzt (IL 10). Es regt zusammen mit weiteren Botenstoffen die Bildung neuer Zellen, Mitochondrien sowie neuer Blutgefäße an. Auf diese Weise erneuert sich der Körper und es werden die Voraussetzungen für mehr Muskelmasse geschaffen.

Die entzündungshemmende Wirkung der durch körperliche Anstrengung freigesetzten Botenstoffe ist aber nicht nur für das Übergewicht von entscheidender Bedeutung, sondern hilft auch bei Begleiterkrankungen wie einer Erkrankung der Herzkranzgefäße: In einer Studie reduzierte ein dreimonatiges Trainingsprogramm den Entzündungwert um 42 Prozent. Durch gemüse- und obstreiche Ernährung kann dies verstärkt werden: So reduziert der tägliche Verzehr von 280 Gramm frischen Kirschen den Entzündungswert um 30 Prozent.

ALTERN LÄSST SICH AUFHALTEN!

Gebeugt mit schmerzenden Gelenken über die Straße zu schleichen, den Blick nach unten gerichtet – so stellen sich viele das „normale" Altern vor. In Wirklichkeit vermischen sich hier jedoch zwei Effekte: Abbau

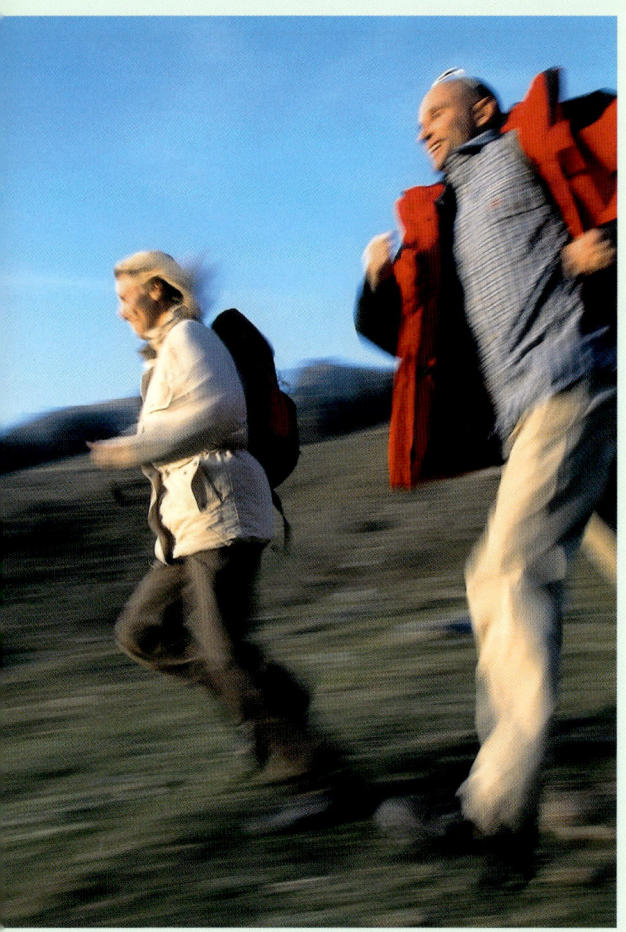

mit der Zeit neben Übergewicht und Herz-Kreislauf-Problemen auch vermehrt andere Krankheiten auf, wie Arthrose und Arthritis. Die mangelhafte Verdauung hat überproportional oft Dickdarmkrebs zur Folge, und nicht zuletzt treten mit zunehmendem Alter viele Gebrechen und Organfehlfunktionen auf, die man bisher geneigt war, als typische Zeichen des Alterns zu interpretieren.

Natürlich ist Altern als Prozess nicht generell aufzuhalten: Das Kollagen verliert seine Haltekraft, die Haut wird faltiger, die Haare werden grau und die maximale Pumpkraft des Herzens geht zurück. Doch das, was 40- oder 50-Jährige oftmals als erste Vorboten des Alterns an sich beobachten können, ist oftmals Abbau. Ohne den Schlüsselreiz der Bewegung werden schlicht die Reparatur- und Wachstumsprozesse nicht mehr aktiviert, und der Körper verharrt in einem unnatürlichen und permanenten Zustand von Abbau. Auf diese Weise altern wir biologisch schneller, als es es sein müsste.

Dieser Abbau lässt sich stoppen, indem man die Körperkräfte, die auf Reparatur und Wachstum ausgerichtet sind, wieder aktiviert – und das ist allein durch Ausdauer- und Krafttraining möglich, also durch Sport. Wir müssen dem Körper also einfach vormachen, wir wären nach wie vor auf der Jagd. Wie in der Steinzeit. So werden die natürlichen Regelmechanismen dafür sorgen, dass der Körper schlank, kraftvoll und effizient bleibt. Denn darauf ist er von Natur aus eigentlich ausgerichtet.

und Altern. Mit 80 können Sie jedoch noch so fit sein wie mit 50, wenn Sie rechtzeitig den Grundstein dafür legen. Lassen Sie Abbau zu, weil Sie Ihre Hochleistungsmaschine Körper nicht fit halten und keine Verjüngungssignale in Form von Bewegung senden, kann Altern allerdings tatsächlich zu einem unerträglichen Prozess werden.

Da im inaktiven Körper die biochemischen Prozesse nicht mehr rund laufen, treten

KRAFT UND AUSDAUER – EIN WAHRER JUNGBRUNNEN

Sport hat nicht nur eine gesundheitsschützende Wirkung, sondern ist mittlerweile wichtiger Bestandteil bei der Behandlung vieler Volksleiden. Vor allem ist Bewegung auch der entscheidende Schlankmacher. Allerdings sollte man nicht alleine auf Ausdauertraining setzen, wie man es in den letzten Jahrzehnten gerne getan hat und wie es bis heute von den meisten Therapeuten und „Fitness-Päpsten" gepriesen wird. Erst die Kombination von Ausdauer- und Krafttraining mit einer Prise Geschicklichkeitstraining bringt durchschlagenden Erfolg, weil sie unserer Urzeitbewegung am nächsten kommt *(siehe Seite 115)*.

DER EINSTIEG – EINE FRAGE DER MOTIVATION

Idealgewicht und Gesundheit sind ohne Selbstdisziplin nicht erreichbar. Nach einer Zeit der Gewöhnung tragen aber Spaß und Freude an der Bewegung und ihre positiven Gesundheitsfolgen dazu bei, dass Sie Ihre neuen Verhaltensmuster den Rest des Lebens beibehalten.

All denjenigen, die wegen ihres Übergewichts bislang jede sportliche Bewegung eher als negativ und schmerzhaft empfunden haben, die an Bewegung bislang keine Freude empfinden konnten und die kaum zwei Treppenabsätze ohne Atemnot überstehen, biete ich einen ganz sanften Einstieg in ihr neues bewegtes Leben: Spazierengehen!

3.000 SCHRITTE ZUSÄTZLICH

Gehen ist die einfachste und typischste aller menschlichen Fortbewegungsarten und daher gesund: Bereits das Gehen von 3.000 zusätzlichen Schritten pro Tag, was in etwa einer halben Stunde Spazierengehen entspricht, erhöht die Lebenswerwartung deutlich. Wem anfangs diese halbe Stunde noch zu viel Anstrengung bedeutet, der kann die Trainingseinheit auf jeweils zwei 15-minütige Einheiten am Morgen und am Abend verteilen – so lange, bis er oder sie in der Lage ist, auch 30 Minuten am Stück zu gehen. Auf diese Weise gewöhnen sich schonend Muskeln, Sehnen und Knochen an die neue Belastung.

DIE KALORIENMESSUHR

Um die tatsächlich verbrannten Kalorien messen zu können, gebe ich meinen Patienten eine sogenannte Kalorienmessuhr *(siehe Seite 45)*, die unter anderem misst, wie viele Schritte pro Tag gegangen werden. Die meisten meiner übergewichtigen Patienten gehen an einem normalen, „unsportlichen" Tag zwischen 2.000 und 3.500 Schritten. Die zusätzlichen 3.000 Schritte pro Tag bedeuten vor diesem Hintergrund also eine 100-prozentige Steigerung der körperlichen Betätigung. Und bereits diese einfachste aller Bewegungseinheiten führt zu einer leichten Senkung des Blutdrucks und zu einem leichten Gewichtsverlust. Die Weltgesundheitsorganisation (WHO) empfiehlt übrigens zur Erhaltung der Gesundheit mindestens 10.000 Schritte am Tag.

DR. KURSCHEID RÄT:
JEDE BEWEGUNG ZÄHLT!

Bauen Sie mehr Bewegung in Ihren normalen Alltag ein:

→ Benutzen Sie statt Rolltreppen und Aufzügen grundsätzlich die Treppe.

→ Parken Sie Ihr Fahrzeug einen Kilometer entfernt vom Zielort, zum Beispiel von Ihrem Arbeitsplatz.

→ Wenn Sie öffentliche Verkehrsmittel benutzen: Steigen Sie ein oder zwei Stationen vor Ihrem Ziel aus oder eine Station später ein und gehen Sie den Rest zu Fuß.

→ Die Straßenbahn verpasst? Statt an der Haltestelle auf die nächste zu warten, gehen Sie doch einfach schon einmal zur nächsten Haltestelle.

→ Gehen Sie zu Fuß einkaufen und tragen Sie die Einkaufstüten, gleichmäßig auf beide Seiten verteilt, selbst nach Hause. Ein preiswerteres Konditions- und Krafttraining werden Sie nirgendwo bekommen.

→ Machen Sie am Wochenende mal eine Fahrradtour. Und fahren Sie zügig! Je länger, desto besser.

Wichtig: Wenn Sie gehen, dann flott und nicht im Bummelschritt: Versuchen Sie, mindestens 100 Schritte pro Minute zu gehen.

DR. KURSCHEID'S BEWEGUNGSFORMEL

Um eine Gewichtsabnahme zu erzielen und um in den vollen gesundheitlichen Genuss von sportlicher Betätigung zu kommen, bedarf es neben der alltäglichen Bewegung eines regelmäßigen Ausdauer- und Krafttrainings. Ideal wäre es sicherlich, wenn Sie jeden Tag eine Trainingseinheit einrichten könnten. Doch aus meiner Praxis weiß ich, dass den meisten Menschen der damit einhergehende Zeitaufwand zu groß erscheint.

In meiner Praxis habe ich beste Erfahrungen mit einem Trainingspensum gemacht, das an drei Tagen in der Woche (also jeden zweiten Tag) jeweils 20 bis 30 Minuten Krafttraining und anschließend 40 Minuten Ausdauertraining vorsieht. Diese drei sportlichen Highlights lassen sich für viele Menschen erfahrungsgemäß in den normalen Wochenablauf integrieren (z. B. Freitag, Sonntag, Mittwoch). An allen anderen Tagen sollte man möglichst mindestens 30 Minuten, idealerweise am Stück, spazieren gehen oder Rad fahren.

IHRE GESUNDHEITSBILANZ – EIN FITNESS-CHECK BEIM ARZT

Über die Fitness- und Gesundheits-Checks haben Sie in diesem Buch bereits einen ersten Eindruck gewinnen können, wie es um Ihren Fitnesszustand bestellt ist. Wer bereits Sport treibt oder früher intensiv Sport getrieben hat, wird zudem vielleicht einige Erfahrung haben, wie man den Einstieg in eine Trainingsperiode

gestaltet: vorsichtig und ohne es zu übertreiben. Manch einer glaubt aber, auch nach
20 Jahren Sportpause noch so leistungsfähig
zu sein wie mit 18. Das jedoch machen Bänder,
Muskeln und Gelenke, aber auch das Herz
nicht mit. Nicht, weil sie gealtert sind, sondern
weil unser Körper einfach nach so langer Pause
an Belastungen dieser Art nicht mehr gewöhnt
ist. Diese Strukturen sind nun geschwächt,
weil sie teilweise abgebaut wurden. Wer rastet,
der rostet. Wer also zu heftig einsteigt und
zu schnell zu viel will, wird schnell an der
Frustration, die gesetzten Ziele nicht erreicht
zu haben, scheitern – oft noch mit einer
Verletzung!

Sind Sie Sportnovize und älter als 35 Jahre?
Dann gehen Sie vor den ersten Krafttrainings-
einheiten und vor den ersten Ausdauersport-
einheiten zu einem Sportmediziner. Lassen
Sie sich auf Herz und Nieren untersuchen und
Ihren Trainingszustand mittels der Spiroergometrie, also einer Herz-Kreislauf-Leistungsa-
nalyse *(siehe Seite 45, 107)*, bestimmen.

AUSDAUERTRAINING – DIE BASICS

Die Diagnostik über Laboranalysen, Spiroergometrie und Kalorienmessuhr stellt eine sehr
genaue Form der Leistungsdiagnostik dar.
Wenn Sie jedoch nicht die Möglichkeit haben,
diese Diagnostik mit den entsprechenden Trai-
ningsempfehlungen in Anspruch zu nehmen,
können Sie auch selbstständig mit einem
Sportprogramm beginnen. Vorausgesetzt, Sie
beherzigen die folgenden Ratschläge.

SUCHEN SIE SICH EINE PASSENDE SPORTART AUS

Was Spaß macht, hält man länger durch.
Wählen Sie aus der folgenden Tabelle
eine Ausdauersportart aus, die Sie gerne
machen, und steigen Sie auf dem entsprechenden Intensitätsniveau ein *(siehe
Seite 130)*

SPAZIEREN GEHEN

Sehr schonend und kostengünstig,
weil keine besondere Ausrüstung notwendig.

····> *Ideal für Einsteiger und Sportmuffel,
auch für zwischendurch, aber geringer
Kalorienverbrauch. Nichts für die Dauer.*

(NORDIC) WALKING

Effektiver als Spazierengehen. Aktiviert
viele Muskelgruppen, löst Verspannungen.
Spezielles Schuhwerk und ggf. Stöcke
notwendig. Gelenkfreundlich, keine besondere Belastung.

····> *Ideal für Einsteiger und Übergewichtige,
moderater Kalorienverbrauch. Untrainierte
können bereits gute Trainingspulse erreichen
(siehe Seite 130f.). Beim Nordic Walking bieten
sich für das Erlernen der koordinativ richtigen
Stocktechnik Einführungskurse an (Auskunft
erteilen Krankenkassen, Fitness-Center,
Familienbildungstätten etc.).*

JOGGEN

Spezielle Laufschuhe notwendig. Überlastung der unteren Extremitäten und der unteren Wirbelsäule möglich.

···❯ *Ideal für Normalgewichtige oder nur leicht Übergewichtige, Fortgeschrittene und ehemalige Sportler. Guter bis sehr guter Kalorienverbrauch. Idealer Ausdauersport für den Alltag.*

FAHRRADFAHREN/STANDFAHRRAD

Gute Kräftigung der Oberschenkelmuskulatur. Je nach Sitzhaltung können Rückenprobleme auftauchen. Relativ gelenkschonend.

···❯ *Ideal für Übergewichtige, Kalorienverbrauch stark abhängig von Länge und Schwierigkeitsgrad der Strecke. Ohne großen Aufwand in den Alltag integrierbar.*

SCHWIMMEN

Sehr gelenkfreundlich.

···❯ *Ideal für sehr übergewichtige Einsteiger: relativ hoher Kalorienverbrauch und optimale Entlastung der Gelenke.*

EIN WORT ZUR AUSRÜSTUNG

Achten Sie beim Walken und Joggen auf qualitativ hochwertiges Schuhwerk. Um Ihre Gelenke zu schonen und Fehlhaltungen zu vermeiden, sollten Sie sich von Fachpersonal eingehend beraten lassen. Für Joggingschuhe bietet sich zudem die Kontrolle über ein Laufbandvideo an, wie es gute Fachgeschäfte mittlerweile ermöglichen. Mithilfe dieses Videos lässt sich feststellen, welcher Schuh für Ihre individuelle Lauftechnik am geeignetsten ist.

Dasselbe gilt im Übrigen für die Outdoorbekleidung. Lassen Sie sich auch hier beraten. Greifen Sie nur zu spezieller Sportbekleidung, die ein gutes Körperklima garantiert und Staunässe am Körper verhindert. Sparen Sie nicht am falschen Ende!

BESSER LANGSAM UND LANGE ALS KURZ UND SCHNELL

Der häufigste Fehler beim Einstieg in ein bewegtes Leben besteht in einer Übermotivation und in einer daraus resultierenden Überforderung des Herz-Kreislauf-Systems, der Gelenke, der Muskeln und der Sehnen. Besonders Anfänger sollten es ganz langsam angehen lassen. Beginnen Sie mit kurzen Einheiten, die Sie kontinuierlich über Wochen hinweg steigern. Wenn Sie bereits nach kurzer Trainingszeit an eine Leistungsgrenze stoßen, sollten Sie eine Pause einlegen, sich erholen und erst anschließend das Training fortsetzen.

Wer sich noch nie sportlich betätigt hat, sollte beispielsweise beim Joggen mit leichtem Traben beginnen. Es ist nicht ehrenrührig, nach fünf Minuten bereits eine Pause einzulegen, weiterzugehen und erst nach weiteren drei Minuten weiterzutraben. Schrauben Sie auf diese Weise von Lauf zu Lauf, von Tag zu Tag und von Woche zu Woche ganz langsam die Leistung und die Länge der Belastung nach

oben – so lange, bis Sie im optimalen Puls, z. B. dem „Fettverbrennungspuls" (Grundlagenausdauer 1) 40 Minuten oder mehr laufen können. Erst danach steigern Sie die Trainingsintensität, indem Sie schneller laufen und

dabei einen höheren Puls haben, z. B. 86 Prozent der maximalen Herzfrequenz (entspricht Grundlagenausdauer 1–2).

In der Sportwissenschaft unterteilt man das Ausdauertraining in die folgenden Bereiche:

DIE TRAININGSBEREICHE

BEZEICHNUNG	INTENSITÄT (HF = HERZFREQUENZ)	ENERGIE-BEREITSTELLUNG	METHODE	ZIEL
Regeneration (RE) **1. GANG**	sehr niedrig < 70 % HFmax	aerob	Dauerlauf	Unterstützung der Regeneration/ Stabilisierung der Gesundheit
Grundlagenausdauer 1 (GA1) **2. GANG**	niedrig bis mittelmäßig locker und leicht 65–80 % HFmax	aerob	Dauerlauf	Stabilisierung und Entwicklung der Grundlagenausdauer/ Training des Fettstoffwechsels/ Ökonomisierung des Herz-Kreislauf-Systems/ Anpassung an große Distanzen
Grundlagenausdauer 1–2 (GA1/2) **2. GANG**	mittel 75–85 % HFmax	aerob	Wechsel zwischen Dauerlauf und leichtem Intervalltraining	Ökonomisierung und Entwicklung der Grundlagenausdauer/ Verbesserung der Fitness
Grundlagenausdauer 2 (GA2) **3. GANG**	mittel bis hoch 80–90 % HFmax	anaerob	Dauerlauf/ intensives Intervalltraining	Erhöhung und Entwicklung der Grundlagenausdauer/ längere Strecken in höherer Geschwindigkeit leisten können

Neben den genannten Ausdauersportarten gibt es natürlich weitere Sportarten und Bewegungsformen, die ebenfalls dazu beitragen, Energie zu verbrennen und gesund zu bleiben. Wie viele Kalorien Sie dabei verbrennen, hängt immer von der Intensität ab, mit der Sie Sport treiben.

TRAININGSBEREICHE

Die Trainingsbereiche *(siehe Tabelle Seite 127)* ermitteln Sie am besten in einem ärztlichem Leistungstest z.B. mittels der Spiroergonomie, *siehe auch Seite 107*. Es gibt aber auch eine

UNGEFÄHERER KALORIENVERBRAUCH BEI VERSCHIEDENEN TÄTIGKEITEN UND SPORTARTEN IN KILOKALORIEN/STUNDE

TÄTIGKEIT		KALORIENVERBRAUCH BEI FRAUEN	KALORIENVERBRAUCH BEI MÄNNERN
Gartenarbeit		160–360	200–400
Hausarbeit		160–360	200–400
Tanzen	Standardtänze	160–360	200–400
Gehen	3 km/Std.	170	200
Volleyball		250–600	300–600
Basketball		350–600	400–700
Fußball		350–600	400–700
Handball		350–600	400–700
Golf		170–400	200–400
Tischtennis		170–400	200–500
Tennis		250–400	300–600
Squash		400–700	500–800
Schlittschuhlaufen		250–400	300–500
Ski Abfahrt		350–500	400–600
Ski Langlauf	7 km/Std.	400	500
	9 km/Std.	700	800
Surfen		250–500	300–600
Radfahren	15 km/Std.	350	400
Joggen	8 km/Std.	350	400
	10 km/Std.	500	600
	12 km/Std.	700	800
Schwimmen		350–700	400–800

RICHTWERTE FÜR MÄSSIG TRAINIERTE (HERZFREQUENZ)

LEBENSALTER (JAHRE)	RUHEPULS (MINUTEN)						
	55–60	61–66	67–72	73–78	79–84	85–90	91–96
19–29	153	155	157	159	161	163	165
30–39	148	150	152	154	156	158	160
40–49	143	146	148	150	152	154	156
50–59	139	141	143	145	147	149	151
60–69	135	138	140	142	144	146	148
70–79	130	132	134	136	138	141	143

einfache Faustformel, nach der Sie sich richten können: Strengen Sie sich an, aber geraten Sie nicht in Atemnot. „Laufen ohne zu
schnaufen" heißt die Devise. Sie sollten sich
jederzeit ohne Luftprobleme während des
Trainings unterhalten können. Das ist die
einfachste aller Regeln, die gewährleistet,
dass Sie Ihren Körper fordern und Kalorien
verbrennen, ohne ihn zu überfordern.

Über Ihren Puls können Sie die angestrebte
Belastungsgrenze noch etwas präziser
ermitteln. Messen Sie dazu zunächst Ihren
Ruhepuls. Je fitter und jünger Sie sind,
desto niedriger ist Ihr Ruhepuls. Lesen Sie
dann Ihren Trainingspuls ab. Reduzieren Sie
die angegebenen Herzfrequenzwerte um
15 Schläge, falls Sie Anfänger oder übergewichtig sind. Messen Sie entweder mit
zwei Fingern am Handgelenk oder an der
Halsschlagader.

RUHEPULS UND AUSDAUER

BIS 40 JAHRE	40–60 JAHRE	AB 60 JAHRE	AUSDAUER
< 50	< 55	< 60	Sehr gut
50–59	55–64	60–69	Gut
60–69	65–74	70–79	Durchschnitt
70–80	74–85	80–90	nicht gut
> 80	> 85	> 90	untrainiert

AUSDAUERSPORT – DER OPTIMALE TRAININGSBEREICH

Um zu verstehen, welcher Trainingspuls im Ausdauersport optimal ist, ist es hilfreich, die Funkti-
onsweise unseres Stoffwechsels zu verstehen.

Wir können uns nur bewegen, weil wir
Muskeln haben, die kontrahieren. In den
Muskeln befinden sich kleine Kraftwerke, die
Mitochondrien, die Fett und Glukose mittels
Sauerstoff verbrennen und so Energie für die
Kontraktion erzeugen können. Das funktioniert ähnlich wie bei einem Motor, allerdings
ohne Explosionen. (Die Autoindustrie hat sich
dieses Prinzip übrigens für die Entwicklung der
ersten Brennstoffzellen-Antriebe zum Vorbild
genommen.) Bei steigendem Puls nimmt die
Fettverbrennung ab, die Glukoseverbrennung
hingegen nimmt zu.

PROZENTUALER ANTEIL DER FETT- UND GLUKOSEVERBENNUNG

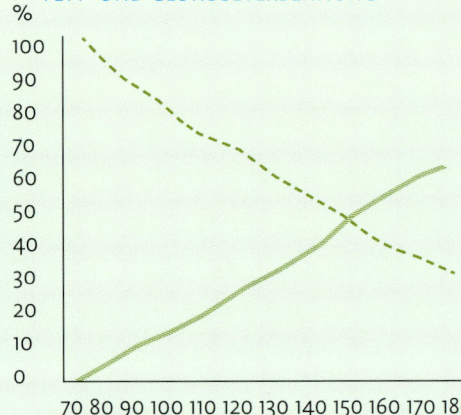

— — — — Fett in % ～～～～ Glukose in %

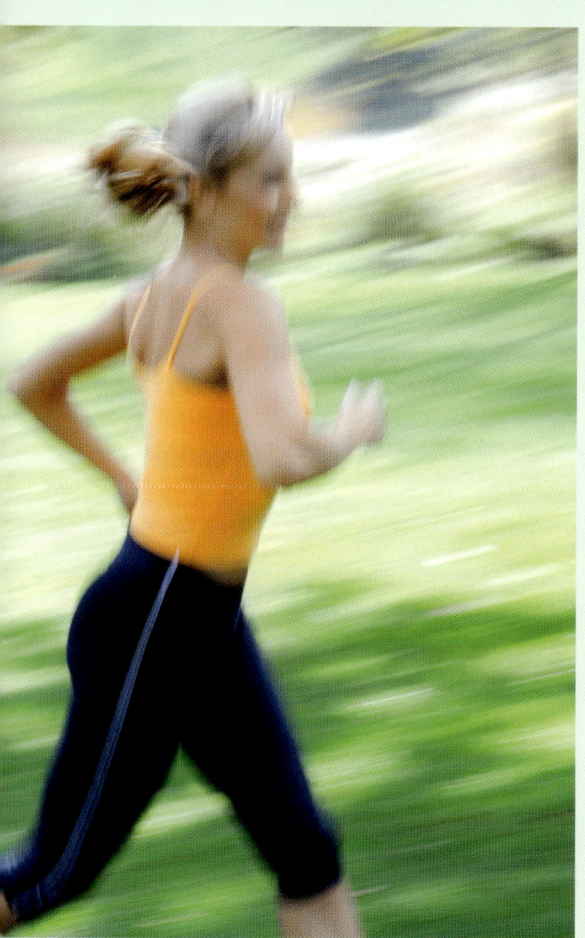

Pulsuhr. Nur damit können Sie feststellen, ob Sie noch im „ersten Gang fahren", also im Fettverbrennungsbereich. Für einen durchschnittlichen 50-Jährigen läge diese Pulsfrequenz bei ca. 110 Schlägen pro Minute also noch weit unter den Trainingsgrenzen.

MIT DER GLUKOSEVERBRENNUNG DIE LEISTUNG STEIGERN

Geben Sie etwas mehr Gas, steigt die Herzfrequenz auf bis zu 80 Prozent der maximalen Frequenz und Sie verbrennen zunehmend Zucker. Sie fahren dann sozusagen im zweiten Gang. Der Schaltvorgang erfolgt jedoch nicht ruckartig, d. h.: Während die prozentuale Fettverbrennung sukkzessive sinkt, steigt im selben Maß die prozentuale Glukoseverbrennung.

Unterschätzen Sie diesen Trainingsbereich nicht. Einer der bekanntesten deutschen Langstreckenläufer hat einmal gesagt: „Seit ich langsamer laufe, laufe ich schneller." Diese Laufgeschwindigkeit ökonomisiert die Energiebereitstellung. Neue Blutgefäße wachsen, der Muskel wird besser durchblutet, erhält mehr Sauerstoff, Laktat wird schneller abtransportiert. Dieser Trainingsbereich schafft die Grundlage für Geschwindigkeit.

MIT DER PULSUHR IN DIE FETTVERBRENNUNG

Besonders günstig für ein Training des Fettstoffwechsels ist ein Trainingspuls, der bei 65 Prozent der maximalen Herzfrequenz liegt. Um während des Trainings kontrollieren zu können, ob Sie sich in diesem Pulsbereich bewegen, benötigen Sie jedoch eine im Fachhandel erhältliche und sehr einfach zu bedienende

SAURE MUSKELN – GAR NICHT LUSTIG

Laufen Sie noch schneller, hat auch die Glukoseverbrennung irgendwann ihr Limit

131

erreicht. Es kann dann einfach nicht mehr genug Sauerstoff in die Muskulatur hinein- und genug CO_2 abtransportiert werden. Das geschieht ab ungefähr 80 Prozent der maximalen Herzfrequenz. Bei einem fitten 50-Jährigen wären das ungefähr 139 Schläge pro Minute. Die Glukose wird dann durch Sauerstoffmangel zunehmend nicht mehr verbrannt, sondern vergoren. Dabei entsteht Milchsäure (Laktat). Die Folge: Der Muskel wird sauer, er fängt an zu brennen. Jetzt spürt man deutlich, dass man nicht mehr lange durchhalten kann.

Wann Sie in diesen Pulsbereich vor- dringen, können Sie nur mit einer Pulsuhr ablesen, denn man selbst neigt zu Fehlein- schätzungen. Die Sporthochschule Köln hat hierzu einmal Blutuntersuchungen an Freizeitjoggern durchgeführt, die alle meinten, dass sie „locker" laufen würden. Tatsächlich liefen die meisten im oberen Laktatbereich!

SEIT URZEITEN
DIE DREI GESCHWINDIGKEITEN DES MENSCHEN

Die drei beschriebenen Geschwindigkeits- bereiche hatten wie unsere genetische Ausstattung jahrtausendelang eine wich- tige Funktion im tagtäglichen Überlebens- kampf.

DER 1. GANG

Der 1. Gang signalisierte dem Körper in grauer Vorzeit, dass der Mensch auf Nahrungs- suche war. Diese Geschwindigkeit kann man theoretisch den ganzen über Tag durchhalten. Körper und Geist regenerieren sich dabei. Das Denken ist klar, aber entspannt. Das funktioniert auch auf dem Hometrainer und man fördert damit die Ausschüttung von vielen Hormonen, wie zum Beispiel Testosteron, dem Wachstumshormon und Insulin. Aber auch Tumorkillerzellen und Gefäßwachstumsfaktoren werden gefördert, das Langzeitgedächtnis verbessert sich, und das Risiko für Alzheimer sinkt.

DER 2. GANG

Im 2. Gang befindet man sich auf der Jagd. Das Wild ist in Sicht. Die Aufmerksamkeit steigt, das Gehirn reagiert schneller, auch die Reflexe werden schneller. Die Atmung wird tiefer, die Herzfrequenz steigt auf bis zu 80 Prozent des maximal Möglichen. Zusätzlich zu den Fettsäuren verbrennt man zunehmend Glukose. Die reicht bei gutem Training bis zu zwei Stunden und bot unseren Vorfahren genug Zeit, um zu schauen, wer der schwächste in der Herde war.

DER 3. GANG

Im 3. Gang schaltet man um auf Angriff oder Flucht. Jetzt heißt es: Sprinten! Dafür benötigt der Körper zusätzliche Energie. Das geht allerdings nur kurzfristig. Die Muskeln vergären nun Glukose, die Lakatatwerte steigen, die Muskeln werden sauer. Flucht bzw. Angriff sollten also möglichst schnell erfolgreich sein.

POPULÄRE SPORTIRRTÜMER

Den Fettverbrennungspuls, bei dem ausschließlich Fett verbrannt wird, gibt es nicht. Bei allem, was wir tun, gewinnen wir unsere Energie immer aus der Verbrennung von Fett *und* Glukose. Das geschieht immer gleichzeitig. Damit ist auch schon der zweite Mythos widerlegt, der besagt, dass die Fettverbrennung erst nach 30 Minuten beginnt. Denn das ist falsch.

Die höchste Fettverbrennung im Verhältnis zur Glukoseverbrennung hat man übrigens im Schlafen. Daraus die Empfehlung abzuleiten, möglichst viel zu schlafen, führt jedoch sicherlich nicht zu einer Gewichtsabnahme. Es sei denn, man hat vorher ein strammes Ausdauer- und Krafttraining absolviert.

KRAFTTRAINING –
DIE BASICS

„Der hats gut, der hat einen schnellen Stoffwechsel, der kann essen, was er will!" Solche Sätze höre ich häufig in meiner Praxis. Ich erwidere dann gerne: „Beschleunigen Sie den Ihren doch genauso! Warum betreiben Sie nicht einfach Krafttraining?" Doch wenn der Begriff Krafttraining fällt, schauen mich die meisten Patienten ein wenig verwirrt an. Mit Kraftsport das Gewicht reduzieren?

Die Verwirrung hat gute Gründe. Wenn in der Vergangenheit im Zusammenhang mit Übergewicht und Gesundheit von Sport die Rede war, sprach man häufig alleine von Ausdauersportarten wie Joggen, Rudern,

Radfahren, Walking oder Schwimmen. Krafttraining war etwas für Machos und Angeber. „Bodybuilding" ist zudem durch den Anabolika-Missbrauch – in diesem Fall zu Recht – in Verruf geraten. Das Wort an sich bedeutet aber einfach nur Körperaufbau. Und seit man weiß, welch wichtige Rolle die Muskeln in unserem Körper spielen und welche positiven Effekte das Krafttraining hat, steht dem Krafttraining eine Renaissance bevor.

Um ein solches Krafttraining zu absolvieren, kann man natürlich ein (zertifiziertes) Fitnesscenter aufsuchen und sich professionell anleiten lassen. Doch man kann die von mir empfohlenen Übungen auch ganz einfach zu Hause oder im Garten absolvieren *(siehe Seite 135ff.)*.

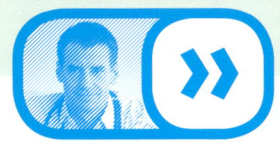

DR. KURSCHEID:
7 GUTE GRÜNDE FÜR
KRAFTTRAINING

GRUND 1:
MUSKELN VERBRENNEN KALORIEN
AUCH IM LIEGESTUHL

Die größten Energieverbraucher im Körper sind die Muskeln. Deswegen baut der Körper diese auch in Zeiten von Hunger und Bewegungsarmut zuerst ab. Ab 30 verlieren wir durchschnittlich jährlich ein Prozent unserer

Muskelmasse. Das sind im Schnitt drei Kilogramm Muskeln in zehn Jahren, wenn wir nicht gegen den Abbau antrainieren. Schon eine Woche Inaktivität kann die Muskelkraft um bis zu 50 Prozent reduzieren! Da Muskeln viel Energie, d. h. Kalorien, verbrauchen, müssten wir also eigentlich wegen des Muskelschwunds jedes Jahr weniger essen. Das tun wir aber nicht.

Durch gezieltes Krafttraining kann man den Querschnitt der Muskeln erhöhen und damit auch die Anzahl unserer Verbrennungsöfen, der sogenannten Mitochondrien. Die Mitochondrien sind die Kraftwerke des Körpers, die Brennöfen, in denen Glukose und Fettsäuren zu Energie verbrannt werden. Durch Krafttraining steigt unser energetischer Grundumsatz, also das, was wir in Ruhe an Kalorien verbrennen. Vergleichbar ist dieser mit dem Leerlaufverbrauch, den ein Wagen z. B. vor der roten Ampel hat. Auch hier macht es einen großen Unterschied, ob Sie mit einem Zwölf-Zylinder-Rolls-Royce oder mit einem Smart vor der Ampel stehen. Und was bei den Autos nicht wünschenswert ist, soll unser Trainingsziel sein: Verbrauchen Sie möglichst viel! Verbrennen Sie mehr Kalorien, und das 24 Stunden am Tag! Also auch beim Schlafen oder Fernsehgucken. Wenn Sie sich zum Beispiel vier Kilogramm Muskelmasse zusätzlich antrainieren, verbrennen Sie ca. 250 Kalorien mehr pro Tag, auch an trainingsfreien Tagen. Im Jahr macht das 91.000 Kalorien aus, was wiederum 13 Kilogramm Fettgewebe entspricht, das abgebaut werden kann. Für schlanke Genießer würde das eine halbe Tafel Schokolade, eine Portion Spaghetti oder einen großen Obstsalat zusätzlich pro Tag bedeuten.

GRUND 2: BOTENSTOFFE LASSEN FETTPOLSTER SCHMELZEN

Die im Muskel bei einem Krafttraining ausgeschütteten Botenstoffe (s.o.) sind offenbar auch am Wegschmelzen der direkt über den Muskeln liegenden Fettschichten beteiligt. Diese lokalen Botenstoffe bewirken, dass die Fettschicht der Haut umso dünner wird, je größer der darunter liegende Muskel ist. So kann man ganz gezielt die Zellulite am Oberschenkel angehen oder den Bauch Richtung Sixpack modellieren.

GRUND 3: KRAFTTRAINING SENKT DEN BLUTDRUCK

Hätte ich vor Jahren Herzkranke und Hochdruckpatienten Gewichte heben lassen, hätte ich mich wohl aufgrund dieser scheinbaren Fehlbehandlung rechtfertigen müssen. Heute wird Krafttraining bei diesen Krankheiten empfohlen! Krafttraining wirkt – solange eine Pressatmung verhindert wird – bei einem leichten Bluthochdruck ebenso gut wie die üblicherweise eingesetzten Medikamente. Es bilden sich durch den Trainingsreiz neue Blutgefäße und die alten Blutgefäße weiten sich. Dadurch sinkt der Widerstand und damit der Druck, das Blut fließt besser und das Herz wird entlastet. Ein Krafttraining für Hypertoniker sollte jedoch ärztlich begleitet werden. Wenden Sie sich in diesem Fall an einen Sportmediziner, der auf Herz-Kreislauf-Patienten spezialisiert ist.

GRUND 4:
MUSKELN KURBELN DEN REPARATUR-
BETRIEB DES KÖRPERS AN

Im Muskel werden bis zu 50 Substanzen produziert, die entscheidende Mitspieler im Reparatur- und Wachstumsbetrieb des Körpers sind. Sie sind wichtige Gegenspieler diverser Entzündungsgeschehen im Körper (Arteriosklerose, Arthritis etc.), wirken einem vorzeitigen Abbau der Körperzellen entgegen und stärken das Immunsystem. Zudem wird die Zahl der Stammzellen erhöht, die ebenfalls eine entscheidende Rolle im Reparaturbetrieb des Körpers spielen, und auch die Alterung der Mitochondrien lässt sich um Jahre zurückdrehen.

Mit einem gezielten Krafttraining vergrößern Sie das Reservoir dieser Botenstoffe, die wie ein Jungbrunnen in Ihrem Körper wirken.

GRUND 5:
KRAFTTRAINING STRAFFT DIE HAUT

Was kein Schönheitschirurg vermag, schafft das Krafttraining. Durch die Zugbelastung des Muskels wird ein Signalstoff produziert, der wiederum die Bildung von Bindegewebsfasern (Kollagen) anregt. So werden Sehnen und Haut natürlich erneuert und gestrafft.

GRUND 6:
AUFRECHT DURCHS LEBEN

Nicht zuletzt bedeutet ein Kraftzuwachs ein höheres Maß an Stabilität. Der Halteapparat des Körpers kann sehr viel effektiver seine Aufgabe erfüllen, Rücken- und Nackenschmerzen

nehmen deutlich ab – und der Schmerzmittelkonsum ebenfalls. Auch Ihre Körperhaltung wird sich verändern: Sie werden aufrechter gehen und dadurch selbstbewusster auftreten. Und falls Sie doch einmal stürzen: Auch Knochenbrüche kommen bei krafttrainierten Menschen seltener vor, weil sich sportliche Menschen besser abfangen können.

GRUND 7:
SPORT MACHT GLÜCKLICH

Durch die Muskelsignale, aber auch durch Ausdauertraining verbessert sich über biochemische Prozesse die persönliche Stimmung. Dieses Hoch ist bis zu einer Woche nach dem Training nachweisbar.

EFFEKTIVES KRAFTTRAINING

Um dem Muskel einen Wachstumsreiz zu geben, muss er an seine Belastungsgrenze

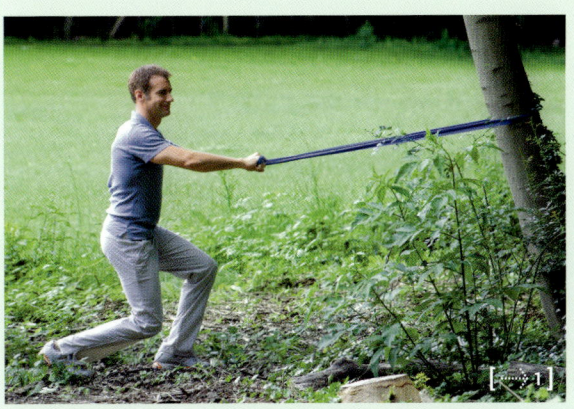

gebracht werden. Das erreichen Sie am besten durch folgendes Training:

Trainieren Sie den Muskel so, dass er sauer wird, d. h. brennt. Im Fitnessstudio lässt sich das am besten dosieren: Stellen Sie eine Übungsmaschine, z. B. eine Zugmaschine, ein Gewicht oder die Dehnung Ihres Trainingsbands so ein, dass Sie eine Bewegung maximal zwölfmal schaffen, d. h., ein dreizehntesmal wäre nicht möglich. Danach „brennt" der Muskel. Pausieren Sie eine Minute und wiederholen Sie die Bewegung weitere zwölfmal, gefolgt von einer Minute Pause. Dann folgt ein dritter und letzter Satz mit zwölf, vielleicht auch mit etwas weniger Wiederholungen. Und wenn Sie den Trainingsreiz noch weiter maximieren wollen, dann machen Sie nach dem zwölftenmal mit 20 Prozent weniger Gewicht die Bewegung noch einmal so lange, bis es nicht mehr geht.

Trainieren Sie anschließend den muskulären Gegenspieler. Wollen Sie Zeit sparen, können Sie diese Übungen in die Pausen der 1. Übung legen. Dieses Vorgehen empfehle ich auch mit den unten gezeigten Übungen. Und denken Sie dran: Nach jeder Übung sollte es etwas brennen.

MUSKELAUFBAU DURCH „SUPERKOMPENSATION"

Muskeln bauen sich nicht während einer Übung auf. Dass sie während einer Übung schon dicker erscheinen, liegt daran, dass sie besser durchblutet werden. Die Reparatur und der über den Ausgangszustand hinausgehende Aufbau, die sogenannte Superkompensation, setzen allerdings erst in den darauf folgenden 48 Stunden ein. Dazu braucht der Muskel in diesen 48 Stunden eine gewisse Schonung, was das Krafttraining angeht. Ausdauertraining hingegen

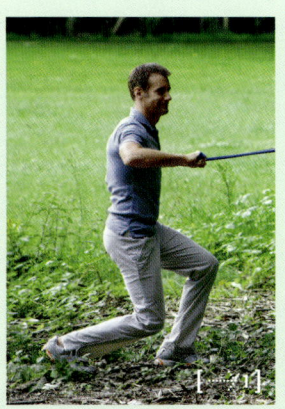
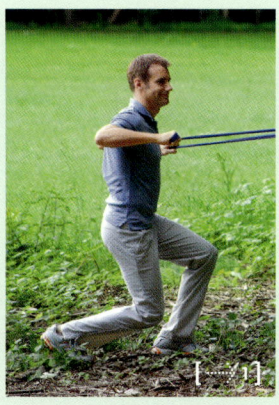
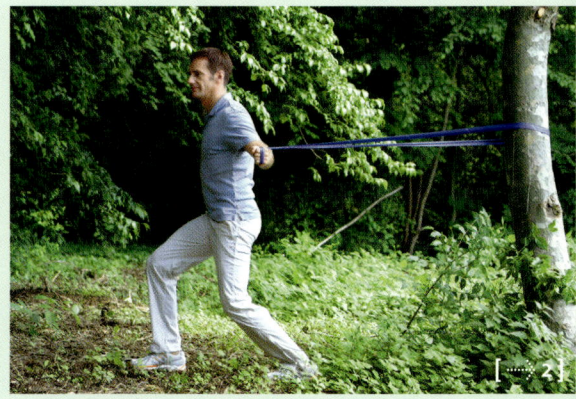

können und sollten Sie sogar in dieser Zeit weiter betreiben. Ein leichter Muskelkater am nächsten Tag zeigt, dass Sie sich ausreichend belastet haben. Entzündungshemmende Medikamente sollten Sie vermeiden, da diese die Trainingsanpassung bremsen.

TRAINING OHNE GERÄTE
IN 30 MINUTEN

In meiner Praxis höre ich oft die gleichen Gründe, wenn es um Fitnessstudios geht: Es ist zu teuer, es gefällt dort nicht, es gibt keines in der Nähe und es fehlt die Zeit, zum nächsten zu fahren. Da auch Trainingsgeräte für zu Hause oftmals zu teuer sind, zeige ich meinen Patienten seit Jahren Übungen für zu Hause. Ich habe diese Übungen weiterentwickelt und bekannte Übungen noch einmal überarbeitet sowie durch einige Trainingsband-Übungen ergänzt. Trainingsbänder (Thera-Band oder Deuserband) gibt es

in verschiedenen Stärken. Für diese Kraftübungen sollten Frauen mindestens die Farbe Rot (mittelschwer) und Männer die Farbe Blau kaufen.

Als Anfänger (d. h. Punktzahl 0–79 bei den Selbsttests oder biologisches Alter +2 Jahre oder mehr, Kapitel 2) sollten Sie über einen Zeitraum von ca. zwei Wochen erst einmal nur die leichten Übungsvarianten machen, d. h. bei den Trainingsband-Übungen also nicht mit großer Bandspannung arbeiten. So sollten Sie 12–24 Wiederholungen von der leichten Variante schaffen.

Als Fortgeschrittener sollten Sie mit der schwersten Variante zwölf Wiederholungen schaffen oder so lange weitermachen, bis Sie nicht mehr können. Einen noch größeren Effekt erreichen Sie, wenn Sie direkt im Anschluss mit der leichten Variante weitermachen, bis auch dies nicht mehr möglich ist.

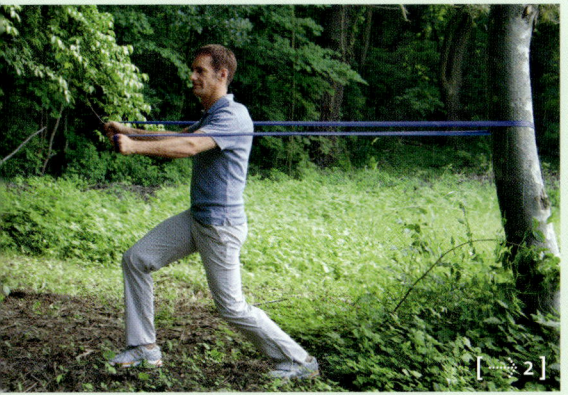

[⋯⟩ 2]

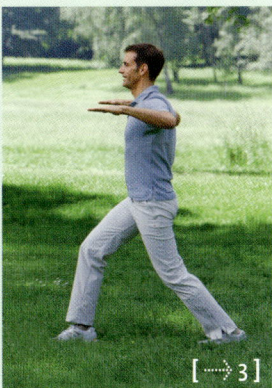

[⋯⟩ 3]

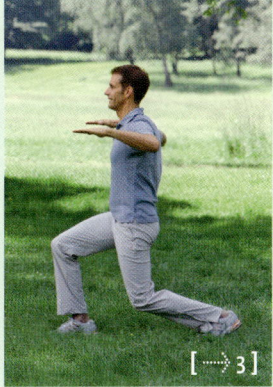

[⋯⟩ 3]

Der gesamte Zirkel sollte zwei- bis dreimal wiederholt werden.

Als guten Einstieg, auch „zum Warm-werden" und speziell, wenn man bereits übergewichtig ist, sind die folgenden beiden Übungen mit dem Trainingsband gut geeignet.

ÜBUNGEN IM STEHEN

ÜBUNG 1
RUDERN IM STEHEN

Ruderübung mit dem Trainingsband: Diese Kombinationsübung kräftigt nicht nur die Beine, sondern auch den Rücken und die Arme. Befestigen Sie das Trainingsband dazu an einem Gegenstand wie Heizung oder Tür (bitte abschließen!) oder – wenn Sie im Freien trainieren – z. B. an einem Baum. Nehmen

Sie in jede Hand ein Bandende, nehmen Sie Schrittstellung ein und gehen Sie dann etwas in die Hocke. Jetzt heben Sie die Ellenbogen und ziehen das Band nach hinten. Halten Sie es dort zwei Sekunden, dann strecken Sie die Arme, aber nicht ganz: Halten Sie immer etwas Spannung. Wenn Sie diesen Ablauf verinnerlicht haben, gehen Sie so weit vom Befestigungspunkt weg, dass die Spannung die Durchführung maximal zwölfmal zulässt. Dann drehen Sie sich um.

Im Anschluss sollten Sie direkt die folgende Übung durchführen:

ÜBUNG 2
BUTTERFLY IM STEHEN

Sie drehen sich um, und dabei kommt das andere Bein nach vorne. Nun ziehen Sie das Band mit angewinkelten Armen nach vorne. Die Bewegung ist beendet, wenn die Hände einen Meter voneinander entfernt sind.

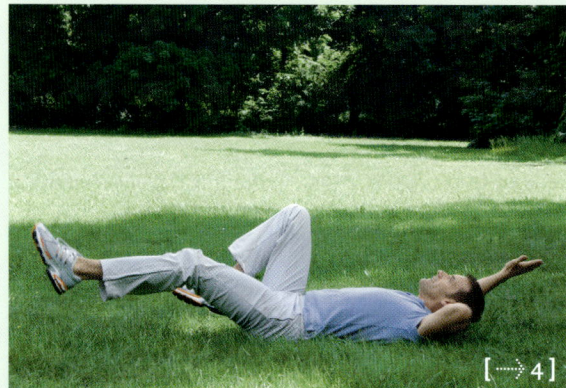

[⸱⸱⸱⸳ 4]

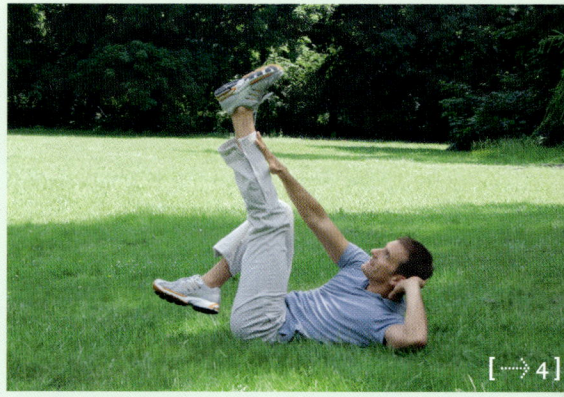

[⸱⸱⸱⸳ 4]

ÜBUNG 3
DIE EINBEIN-KNIEBEUGE

Sie kräftigt das Gesäß und die Oberschenkelvorderseite.

Leichte Variante: Nehmen Sie Schrittstellung ein und beugen Sie Ihr vorderes Bein, bis das hintere Knie den Boden berührt.

Die etwas schwerere Variante: Verlagern Sie das Gewicht auf das vordere Bein.

ÜBUNGEN IM LIEGEN

ÜBUNG 4
BAUCHMUSKULATUR

Diese Übung kräftigt die Bauchmuskulatur sehr intensiv. Das angezogene Bein verhindert ein Hohlkreuz.

So funktionierts: Sie liegen mit dem Rücken auf der Erde. Nun zuerst das linke Bein anheben und sich mit dem linken Arm hinter dem linken Ohr abstützen. Jetzt führen Sie das gestreckte linke Bein und den gestreckten rechten Arm über dem Bauch zusammen.

ÜBUNG 5
UNTERARMSTÜTZ

Diese Übung kräftigt die seitliche Bauchmuskulatur sowie die seitliche Po- und Beinmuskulatur der nach unten zeigenden Körperseite.

Leichte Variante: Becken heben, bis Ihr Körper eine gerade Linie bildet, halten (Dauer 45 Sekunden). Dann die andere Seite.

Mittelschwer: Strecken Sie den oberen Arm über den Kopf.

Schwer: Spreizen Sie zusätzlich das obere Bein ab. Halten, bis es nicht mehr geht.

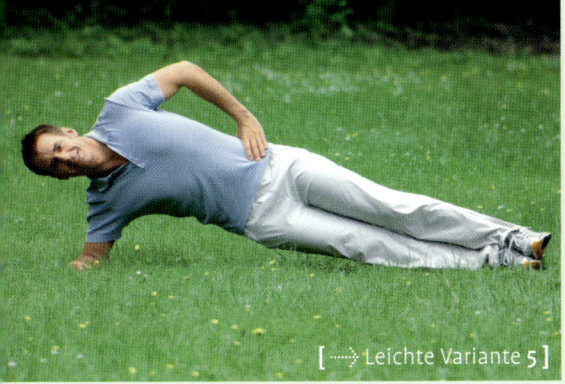

[⋯⋯⟩ Leichte Variante 5]

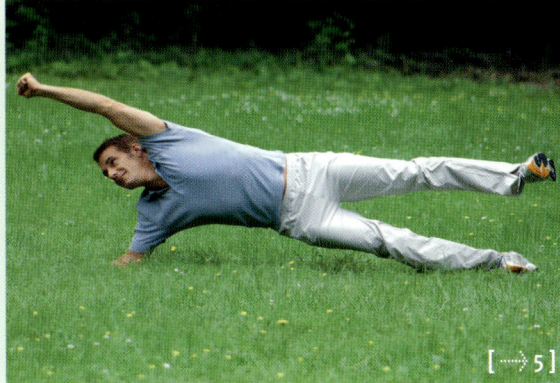

[⋯⋯⟩ 5]

ÜBUNG 6
LIEGESTÜTZ

Diese Übung kräftigt Brustmuskulatur, Arm-
strecker (Trizeps) und Rumpfmuskulatur.

Leicht: Im Kniestand Hände direkt neben-
einander nah am Körper aufsetzen.

Mittel: Hände weiter nach vorne setzen.

Schwer: Bein strecken, Variante: Hände
mehr als schulterbreit auseinander; trainiert
den Brustmuskel intensiver.

DEHNÜBUNGEN

ÜBUNG 7
DEHNEN

Dehnen erhöht die Beweglichkeit und kräftigt
den Muskel. Ergreifen Sie zuerst mit der rechten Hand Ihre linke Kopfhälfte und ziehen Sie

den Kopf nach rechts. Gleichzeitig die linke
Schulter nach unten ziehen. Mindestens 15
Sekunden halten, erst dann lässt der Muskel
richtig locker. Wechseln Sie nun die Seiten.

ÜBUNG 8

Versuchen Sie, mit den Fingern den Boden
zu berühren. Beugen Sie sich dazu langsam
und ohne „Gewalt" nach vorne. 15 Sekunden
halten (ohne Abbildung).

DR. KURSCHEID RÄT:

Nehmen Sie in den ersten zwei Stunden nach
dem Training zehn Gramm Eiweiß zu sich,
damit Ihre Muskeln wachsen können. Diese

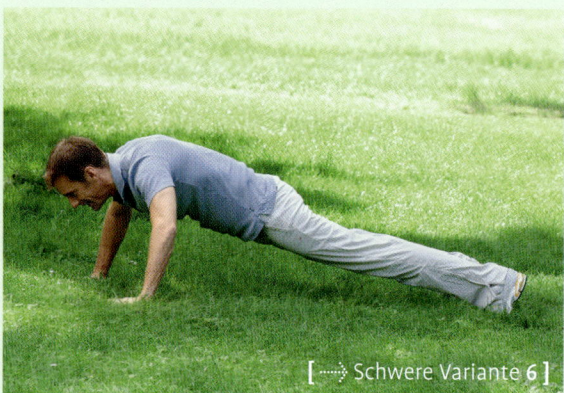

[···> Schwere Variante 6]

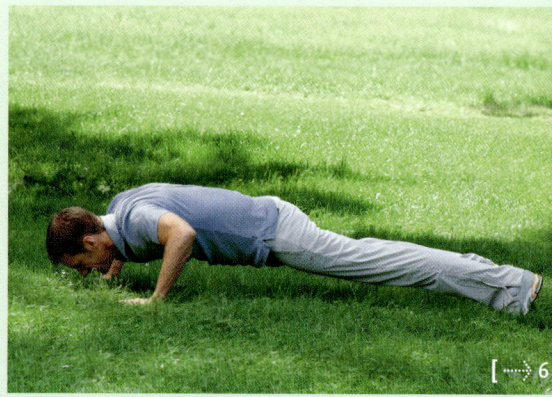

[···> 6]

Menge steckt zum Beispiel in 300 Milliliter Milch, 100 Gramm Magerquark oder einem Glas der köstlichen Doc-Shakes *(siehe Kapitel 5)*. Von Alkohol nach dem Sport rate ich ab. Er verzögert die Erholung und mindert einen Trainingseffekt.

Wie geht es Ihnen, wenn Sie Zirkusartisten oder Leistungssportler sehen? Ich bin immer wieder tief beeindruckt, wozu der menschliche Körper in der Lage ist. Wir sollten dieses Wunderwerk pfleglich behandeln! Der Körper lechzt bis ins Alter nach Herausforderungen körperlicher und geistiger Natur. Verwöhnen Sie sich regelmäßig mit Bewegung, Krafttraining und einer Ernährung, die ausreichend Reparaturstoffe enthält. Geben Sie dem Dauerstress keine Chance und halten Sie sich geistig fit, indem Sie Freundschaften und Beziehungen pflegen. So können Sie Ihr Leben länger und intensiver genießen – und das wünsche ich Ihnen!

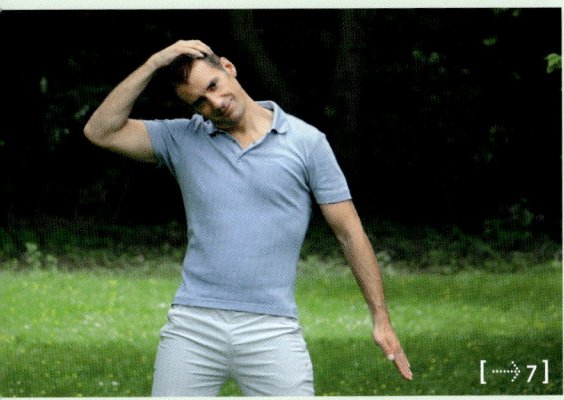

[⤳ 7]

Die Informationen und Anleitungen in diesem Buch sind von Autor und Verlag nach bestem Wissen und Gewissen sorgfältig erwogen und geprüft, stellen aber keinen Ersatz für eine medizinische Betreuung jeglicher Art dar. Autor und Verlag übernehmen keinerlei Haftung für etwaige Personen- oder Sachschäden, die sich aus dem Gebrauch oder Missbrauch der in diesem Buch vorgestellten Tipps und Informationen ergeben.

Mein Dank gilt meinen Eltern und Valentina sowie meinen Patienten.

Originalausgabe:
© 2008 vgs
verlegt durch
EGMONT Verlagsgesellschaften mbH,
Gertrudenstraße 30–36, 50667 Köln
Alle Rechte vorbehalten

Bildnachweis: S.2 (Mitte, rechts und ganz rechts), 4, 32, 82, 112, 113, 135–141: Valentina Uhlmann, Düsseldorf; S. 2: mauritius images/SELF; S. 9: mauritius images/Pedro Perez; S. 12, 116: mauritius images/age; S. 15, 116: mauritius images/Wolfgang Weinhäupl; S. 16, 30, 110: mauritius images/Pierre Bourrier; S. 18: mauritius images/Nelly Ampersand; S. 66. mauritius images/Haag + Kropp; S. 72: mauritius images/ELF; S. 85: mauritius images/Foodpix; S. 88: mauritius images/Foodpix; S. 91: mauritius images/ROSENFELD; S. 92: mauritius images/Foodpix; S. 118: mauritius images/SuperStock; S. 122: mauritius images/Markus Mitterer; S. 131: mauritius images/Peter Widmann

2. Auflage
Redaktion: Yvonne Tiedt
Lektorat: Eva Neisser, Köln
Produktion: Susanne Beeh
Umschlaggestaltung: hilden_design, München, www.hildendesign.de
unter Verwendung eines Fotos von Valentina Uhlmann
Layout und Satz: Christa Marek, Köln
Druck: Westermann Druck, Zwickau
ISBN 978-3-8025-1786-0

www.vgs.de